肥胖相关慢性疾病及防治策略

章常华　陈晨　主编

OBESITY-RELATED CHRONIC DISEASES AND PREVENTION STRATEGIES

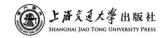
上海交通大学出版社
SHANGHAI JIAO TONG UNIVERSITY PRESS

内容提要

本书共 12 章,内容涵盖绪论、肥胖症、非酒精性脂肪肝、糖尿病前期、2 型糖尿病、代谢综合征、肥胖型多囊卵巢综合征、肥胖相关性心脑血管疾病、肥胖相关性肾病、肥胖与衰老、肥胖与癌症、其他肥胖相关性疾病等。各章节内容主要包括疾病简介、流行病学、发病机制(肥胖和脂肪代谢相关)、诊断和临床用药等。

本书可供普通公众阅读,以提高公众对肥胖相关慢性疾病的认识和防治水平,也可供内分泌代谢性疾病等临床医生和医学研究人员参考,还可供其他临床药学工作者、新药研究工作者,以及医药专业的本科生、研究生和教师参考使用。

图书在版编目(CIP)数据

肥胖相关慢性疾病及防治策略 / 章常华,陈晨主编
. — 上海:上海交通大学出版社,2022.9
ISBN 978 - 7 - 313 - 26174 - 8

Ⅰ.①肥⋯　Ⅱ.①章⋯　②陈⋯　Ⅲ.①肥胖病-防治
②慢性病-防治　Ⅳ.①R589.2②R4

中国版本图书馆 CIP 数据核字(2021)第 268838 号

肥胖相关慢性疾病及防治策略

FEIPANG XIANGGUAN MANXING JIBING JI FANGZHI CELÜE

....

主　　编:章常华　陈　晨	
出版发行:上海交通大学出版社	地　　址:上海市番禺路 951 号
邮政编码:200030	电　　话:021 - 64071208
印　　刷:上海新艺印刷有限公司	经　　销:全国新华书店
开　　本:710mm×1000mm　1/16	印　　张:12
字　　数:236 千字	
版　　次:2022 年 9 月第 1 版	印　　次:2022 年 9 月第 1 次印刷
书　　号:ISBN 978 - 7 - 313 - 26174 - 8	
定　　价:78.00 元	

编　委　会

主　编　章常华　陈　晨

副主编　刘荣华　徐国良　马广强

编　者（按姓氏笔画排列）

马广强　江西中医药大学生命科学学院·中医学院

邓永兵　南昌市新建区人民医院

吕晓红　首都医科大学附属北京朝阳医院

刘荣华　江西中医药大学药学院

李征锋　江西中医药大学附属医院

张玉爱　复旦大学药学院

张先艳　南昌大学第一附属医院

张春虹　西安交通大学第二附属医院

陈　晨　澳大利亚昆士兰大学医学部

陈小琳　武汉大学人民医院

罗　涛　南昌大学第一附属医院

罗小泉　江西中医药大学实验动物科技中心

金彦召　南昌大学第二附属医院

周步高　江西中医药大学科研处

徐国良　江西中医药大学中医基础理论分化发展研究中心

徐新颜　江西省萍乡市人民医院

曹　征　江西中医药大学生命科学学院·中医学院

盛军庆　南昌大学生命科学学院

章　燕　南昌大学第一附属医院

章常华　江西中医药大学药学院

程子文　江西中医药大学药学院

焦泉慧　江西中医药大学药学院

熊淑平　南昌市新建区人民医院

魏　悦　江西中医药大学药学院

主 编 简 介

章常华 江西中医药大学药学院药理教研室副教授,教授(内聘)。中山大学中山医学院药理学博士,博士研究生导师,澳大利亚昆士兰大学访问学者,国家自然科学基金项目通信评审专家,中国民族医药学会药用资源分会常务理事。

近年从事中医药(方剂、药对及其主要成分)防治内分泌及代谢性疾病的机制研究工作,涉及肥胖型代谢性疾病(肥胖症、糖尿病、非酒精性脂肪性肝炎、胰岛素抵抗等)。主持完成国家自然科学基金 2 项(其中国家基金面上项目 1 项),江西省自然科学基金 2 项(其中省重点项目 1 项),江西省学位与研究生教育教学改革研究项目 1 项,江西省卫健委项目 2 项;作为项目技术负责人(排名第 2)参与国家自然科学基金 1 项,江西省自然科学基金 2 项,江西省教育厅科技重点项目 2 项;作为骨干成员参与科技部"973"项目 1 项;作为重要成员参与其他国家、省、厅级课题 20 多项。共同主编专著 1 部、教材 1 部,参编教材 1 部;以第一作者或通信作者发表 SCI 或中文核心期刊论文 30 多篇。相关论文分别发表于国际国内高水平杂志上,如国际药理学界主流杂志 *Pharmacological Research*,国际医药学或传统医药领域主流期刊 *Cell Death & Disease*,*Phytomedicine*,*Journal of Ethnopharmacology*,*Frontiers in Pharmacology* 和 *Biomedicine & Pharmacotherapy*,以及《中草药》《中国新药杂志》《中华中医药杂志》等;其中中文核心期刊"高被引 TOP10 论文"1 篇,中文核心期刊封面标题论文 1 篇,教改论文 2 篇。2020 年度被评为江西省实验动物学会"先进个人"。

主 编 简 介

  陈　晨　澳大利亚昆士兰大学医学院内分泌科系主任,教授,内分泌和代谢病研究室主任。毕业于复旦大学上海医学院和北京协和医学院,并获法国波尔多大学神经科学博士。2022年获选昆士兰科学院院士。任澳大利亚、新西兰国家基金审评委员会委员,全澳健康与医学研究委员会首席研究员,兼任 *Endocrinology*,*Journal of Molecular Endocrinology*,*Molecular and Cellular Endocrinology*,*Medicinal Chemistry* 等十余种国际期刊编委。曾担任昆士兰大学学术理事会理事、澳大利亚医学基金委二审委员、糖尿病专题组委员、内分泌学会常务理事、昆士兰大学医学院国际委员会主席、医学生物学院科学委员会委员及昆士兰大学国际学生入学标准委员会委员。

  主要从事关于人类代谢调节紊乱的内分泌研究,在国际上率先开展内分泌细胞膜离子通道及胞内信息传递的研究工作;在生长激素和胰岛素分泌调节和内分泌对多种组织细胞功能的调节机制研究中作出重要贡献,是国际内分泌细胞生物学领域的领军人物之一。近年来,在国际专业期刊(如 *Proceedings of the National Academy of Sciences of the United States of America*,*Circulation Research*,*Nature Communication*,*Cell Reports*,*Diabetes Care*,*The Journal of Physiology*,*Endocrinology*,*Journal of Endocrinology*,*Trends in Endocrinology and Metabolism*)上发表论文290余篇,总引用次数超过6500次,多次获全澳内分泌研究奖(Servier,Eli Lilly,Aza 等),并获内分泌学会终身会员荣誉。2022年获选昆士兰科学院院士。

  目前主要研究方向是针对肥胖和糖尿病的发病机制研究,致力于肥胖和糖尿病早期诊断治疗的研究。作为课题负责人承担了澳大利亚国家健康医学基金、澳大利亚昆士兰州生物技术研究基金及澳大利亚联邦政府国际合作研究基金等多项科研课题。与国内多家医学院和科研院所广泛开展合作研究,为国内科研人员培训和研究生培养做出了重要贡献。

序

肥胖是由生物、环境和社会因素共同作用的结果,主要是由于营养素摄入过多、缺乏体育活动、遗传风险和个人危险因素等共同引起能量失衡所致。现今,随着物质生活水平的提高,生活方式的改变(如饮食高能化、久坐少动),环境压力等因素,肥胖已经成为流行病的一种。近几年,我国居民超重和肥胖发生率均有明显上升趋势,儿童肥胖率的上升速度高于成年人。肥胖影响人们的心理健康,还对人的身体造成一系列损伤,会影响全身各个系统。肥胖与脂肪肝、代谢综合征、高血压、心血管疾病、脑血管病、癌症、痴呆症和某些自身免疫性疾病的发生、发展密切相关。肥胖的流行,导致肥胖相关性疾病的增加。

减轻体重是治疗肥胖相关性疾病的基础。减重的有效措施包括饮食干预、体育运动、药物干预和减重手术等。近几年,越来越多的人采用"间歇性禁食"方法来减重,但该方法能否取得确切效果且能否长期维持尚无定论。如仅靠饮食干预和体育运动不能把体重降到预期目标,可考虑药物干预措施或减重手术。目前常用的减重手术方式包括胃旁路术、袖状胃切除术、胃束带术等。减重手术是有效的干预措施之一,临床上应对根据相关指南严格掌握其适应证和禁忌证,因此适用人群有限,这也为药物干预肥胖提供了巨大的潜在需求。然而,许多减肥药有明显的不良反应,如氯卡色林(lorcaserin)可使患癌风险增加,西布曲明(sibutramine)可能有包括卒中和心脏病在内的潜在不良反应,奥利司他(orlistat)可引起腹泻等。此外,其他减肥药物还被发现会增加心脏病发作的风险。许多减肥药因其明显的不良反应而退出了市场。近些年来,应用逐渐广泛的GLP-1RA,即将上市的GLP-1RA/GCG-RA,GLP-1RA/GLP-RA,甚至三靶点药物的出现,让我们看到在生活方式干预的基础上,应用新型药物减重的巨大效果,减重领域的治疗策策略也将随之发生重要改变。基于此,探索科学的减肥方法对于防治肥胖相关疾病具有重要的意义。

《肥胖相关慢性疾病及防治策略》由江西中医药大学药学院药理教研室章常华教授和澳大利亚昆士兰大学内分泌学陈晨教授主编,是一本基于现代医学、药学科学理论方法结合传统医学思想理论,系统介绍肥胖相关慢性疾病的发病机制、临床诊断和防治方法以及目前临床用药的专著。本书共十二章,各章节内容主要包括疾病简介、流行病学、发病机制、诊断、临床用药等。本书是编者在多年的临床、科研和教学基础上,合作编著而成,参加本专著的编写人员为医药院校和医院的专家、教授,其中多位内分泌专业的临床一线专家。本著作内容上达到了科学性、实用性、学术性、前沿性和科普性的有机结合,可供内分泌代谢性疾病相关专业的临床医生和研究人员参考,也可供其他临床药学工作者、新药研究工作者,以及医药专业的本科生、研究生、教师等参考使用,同时也可供普通公众阅读。

　　肥胖是很多种疾病的根源,防治肥胖相关慢性疾病任重道远。愿我们共同努力,改善肥胖及相关疾病的临床结局。

　　　　　　　　北京医院·国家老年医学中心内分泌科主任
　　　　　　　　国家卫生健康委慢病咨询专家委员会委员
　　　　　　　　中华医学会糖尿病学分会候任主任委员
　　　　　　　　中国医师协会内分泌代谢科分会副会长

前　言

肥胖，在过去一段时间，由于审美观念的差异和经济落后的缘故，被认为是有福气和富贵的象征。在古时候，也有过"以胖为美"的记载。如今，随着物质生活水平的提高，加之饮食高能化、运动缺乏等因素，肥胖已成为主要的公共卫生问题之一。肥胖作为一种疾病，其发病率在全世界范围内持续上升，已经在全球范围内流行。中国是肥胖人口较多的国家之一。

肥胖不仅影响人的形体美观，还容易让人罹患抑郁症和焦虑症等精神疾病。肥胖可能导致多种并发症，损害人体正常的生长、发育和健康，并导致诸如糖尿病前期、2型糖尿病、非酒精性脂肪肝、代谢综合征、心血管疾病、多囊卵巢综合征、衰老、癌症、骨质疏松症、骨关节炎和痴呆症等多种并发症，这些疾病统称为肥胖相关慢性疾病。肥胖相关慢性疾病是影响患者生命质量、致残和导致早死的重要因素。肥胖也影响了生产力和生产效率，更增加了政府医疗卫生的财政负担。因此，减肥保健、防治肥胖相关慢性疾病，不仅是科研及医务工作者的重要研究课题，也是政府和公众普遍关注的热点问题。

《肥胖相关慢性疾病及防治策略》是一本以现代医药科学理论、方法和技术，结合传统医学思想、理论和方法，系统介绍肥胖相关慢性疾病的发病机制、临床诊断方法，以及防治方法和目前临床用药（包括化学药物和中草药）的专著。本书共十二章，第一章绪论，第二章介绍肥胖症，第三章介绍非酒精性脂肪肝，第四章介绍糖尿病前期，第五章介绍2型糖尿病，第六章介绍代谢综合征，第七章介绍肥胖型多囊卵巢综合征，第八章介绍肥胖相关性心脑血管疾病，第九章介绍肥胖相关性肾病，第十章介绍肥胖与衰老，第十一章介绍肥胖与癌症，第十二章介绍其他肥胖相关性疾病。各章节内容主要包括疾病简介与流行病学、发病机制、诊断、临床用药与防治等。每章后附有主要的参考文献。

我们着手编写这本书的初衷，是基于多年的科研经验和临床感悟。在本著作的编写过程中，既注重对"基本概念、基本理论"的阐释，也力求在内容上达到"思想性、科学性、实用性、学术性、先进性、前沿性的统一"，同时，还具有科普性，且注重体现中医药特色。本书既可供普通公众阅读,以提高公众对肥胖相关慢性疾病的认识和防治水平,也可供内分泌代谢性疾病相关的医学临床医生和研究人员参考,还可供其他临床药学工作者、新药研究工作者,以及医药专业的本科生、研究生、教师等参考使用。同时,书中适当嵌入编者已公开发表的科研成果,突出了中医药防治肥胖相关慢性疾病的理论和策略。

本书是编者在多年临床、科研和教学的基础上,合作编著而成。参加本专著的编写人员为医药院校和医院的专家、教授,其中多位内分泌专业的临床一线专家。

本书在编写过程中,得到了上海交通大学出版社和各参编单位的大力支持,研究生宋针珍和吴爱兰也参与了部分编写和校对工作,在此谨致谢忱。虽然书稿经过多次修订,但由于肥胖相关慢性疾病的理论和防治策略仍在不断地发展更新,所以在内容编排上难免存在欠妥之处,将在今后再版时根据研究进展进行更正。同时,书中的诊断方法和临床用药方案是依据文献编写而成,仅供参考,实际临床诊断方法和用药方案请以医嘱为准。恳请广大读者提出宝贵意见。

编 者

2022 年 6 月

目　录

第一章　绪　论

第一节　疾病简介与流行病学

肥胖是由遗传、环境等因素引起的进食调控和能量代谢紊乱,导致体内脂肪积聚过多,体重超常所致的一种常见的内分泌代谢疾病[1]。世界卫生组织(World Health Organization,WHO)将成人超重定义为体重指数(body mass index,BMI)介于 $25.0 \sim 29.9$ kg/m²,将肥胖定义为 BMI $\geqslant$ 30 kg/m²,而目前中国标准全身性肥胖定义为 BMI $\geqslant$ 28 kg/m²[2]。2016 年,美国临床内分泌专科医师协会(the American Association of Clinical Endocrinologist,AACE)和美国内分泌专科学院(American College of Endocrinology,ACE)将肥胖定义为"基于脂肪组织的慢性疾病"(adiposity-based chronic disease,ABCD),新的命名将肥胖概念化为过量脂肪组织引起的一种慢性疾病状态[3]。

肥胖是主要的公共卫生问题,该疾病的发病率在全世界范围内持续上升,特别是在中低收入国家[4]。在中国,自 20 世纪 80 年代初以来,成年人的平均 BMI 一直在稳步上升[5]。在过去的 40 年中,超重和肥胖的比例迅速增加[6]。

肥胖不仅影响人的形体美观,还与早期死亡的风险增加以及相关并发症有关[7];另外,肥胖和超重是感染新型冠状病毒的不利因素,肥胖人群更易感染冠状病毒[8];而且,肥胖可通过耗竭毛囊干细胞导致脱发[9]。肥胖可能导致超过多种并发症,损害正常的生长、发育和健康[10],肥胖导致的一系列并发症可称为肥胖相关慢性疾病,主要包括糖尿病前期、2 型糖尿病、非酒精性脂肪肝、代谢综合征、心血管疾病、多囊卵巢综合征、衰老、癌症、骨质疏松症、阻塞性睡眠呼吸暂停综合征、骨关节炎和痴呆症等。例如,青少年肥胖与高血压、血脂异常和葡萄糖代谢受损有关,并可能增加某些类型癌症的风险。同时,有研究表明,BMI 是总体生存率和癌症特异性生存率的保护因素,这就是所谓的"肥胖悖论",但毕竟有更多的研究表明肥胖依旧是许多癌症和其他疾病的风险因素,建议患者将 BMI 控制在 18~24kg/

m$^{2[11]}$。而且,肥胖的青少年还经常出现进食障碍等[10]。肥胖相关慢性疾病主要包括两大类:①与代谢紊乱或与代谢紊乱引起的慢性低度炎症有关的疾病,如糖尿病前期、2型糖尿病、非酒精性脂肪肝、代谢综合征、心血管疾病、多囊卵巢综合征、衰老、癌症、骨质疏松症和痴呆症等;②与超重引起的机械应力增加相关的疾病,如阻塞性睡眠呼吸暂停综合征、骨关节炎,甚至颈椎病和腰椎病等。在短短的几十年中,随着肥胖发病率的增加,肥胖相关慢性疾病的患病率在全球范围内也急剧增加[12]。

第二节　肥胖相关慢性疾病的发病机制

肥胖症是一种慢性、复发性、进行性疾病,已成为一种棘手的社会问题。不健康饮食、久坐的生活方式等风险因素会导致超重和肥胖,而系统和环境因素进一步驱动了这些个人因素,加之遗传上的易感性、社会心理因素等都加剧了肥胖的发生。值得关注的是,睡眠不足也是中国人群肥胖的危险因素[6]。肥胖是许多代谢紊乱性疾病的中心病理环节,也是许多非代谢性疾病的危险因素。

肥胖和糖尿病、代谢综合征的发生紧密相关,随着肥胖的流行,非酒精性脂肪肝病已成为我国第一大慢性肝病和健康体检肝脏生物化学指标异常的首要原因[13]。同时,随着现代人群生活方式的改变及社会压力的增加,肥胖型多囊卵巢综合征的发病率也逐年增加[14]。肥胖和肥胖相关的代谢综合征也被认为是慢性肾脏疾病、肾结石的重要危险因素[15-16]。肥胖还与多种心脑血管疾病相关,包括高血压、2型糖尿病、冠状动脉性心脏病(冠心病)、脑卒中等。而且,研究表明,超重或肥胖会显著减少大脑血流量,大脑血流受损会增加患痴呆症和阿尔茨海默病的风险[17],肥胖是损害认知功能、导致痴呆的独立危险因素[18]。衰老是生命过程的必经阶段,肥胖引起的慢性低度炎症会加速衰老进程。肥胖也是主要的癌症危险因素,肥胖与十几种不同类型癌症(如肝癌、卵巢癌和胰腺癌等)的风险增加以及预后和生存率降低有关。多年来,科学家们已经发现了与肥胖相关的可导致肿瘤生长的进程,如代谢变化和慢性炎症[19]。另外,肥胖可能通过多种机制影响骨代谢,可导致骨质疏松症。

中医对肥胖的认识自古有之,《黄帝内经》将肥胖分为"膏人""脂人""肉人"。肥胖会引发代谢综合征,甚至产生心脑血管疾病并发症。肥胖的核心病机为"中满内热"[1],对应于肥胖患者体内会产生大量的游离脂肪酸,从而引起脂质毒性。大量游离脂肪酸可能会引起慢性低度全身性炎症,从而引起"热",这是炎症的一种症状。这些可能是现代医学对湿热综合征中"使人发胖"的医学解释。肥胖相关慢性疾病的常见病理特征是慢性低度炎症和胰岛素抵抗[20-21]。在慢性低度全身性炎症中,各种炎症信号级联反应的激活,会产生炎性因子,从而引起胰岛素抵抗[20]。另外,游离脂肪酸经历线粒体β氧化,导致神经酰胺和二酰基甘油的产生增加以及蛋白激酶C的激活,这可能也有助于胰岛素抵抗的发展[22]。而胰岛素抵抗是许多慢性代谢性疾病,如糖尿病前期、2型糖尿病、非酒精性脂肪肝、代谢综合征、多囊卵巢综合征、肥胖相关性肾病、骨质疏松症等疾病的基础病理环节;脂质等代谢紊乱和脂毒性可引发一系列心脑血管疾病,如动脉粥样硬化、冠心病、慢性心力衰竭、脑卒中等。同时,肥胖引起的慢性低度炎症可导致机体衰老,引发痴呆症甚至癌症。

肥胖也是许多非代谢性疾病的危险因素,肥胖可导致胃食管反流疾病、阻塞性睡眠呼吸暂停综合征、骨关节炎等非代谢性疾病。肥胖者易患阻塞性睡眠呼吸暂停综合征,舌头和咽部增加的脂肪组织大大减小了上气道尺寸,使气道更容易在睡眠时塌陷。肥胖也是骨关节炎重要危险因素之一,肥胖会使体重过重,增大关节负荷,对承重关节造成影响,而且,肥胖相关代谢综合征也极有可能增加患膝盖骨关节炎的风险。另外,肥胖也容易导致胃食管反流疾病。机械应力增加是肥胖导致多种非代谢性疾病的重要原因之一。

肥胖相关慢性疾病的可能发病机制如图1-1所示。

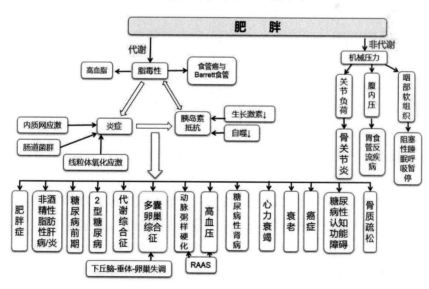

图1-1 肥胖相关慢性疾病的可能发病机制

RAAS:肾素-血管紧张素-醛固酮系统

第三节　临床用药与防治

肥胖相关慢性疾病的防治要在各种相关疾病指南或专家共识的理论指导下，谨守疾病发病机制（或中医病机）进行，其防治策略主要包括：行为干预、药物干预以及手术和器械干预等[10]。行为干预包括饮食、体育活动调整以及行为咨询。行为干预是所有肥胖相关慢性疾病防治方式中不可或缺的一环。针对疾病的发病机制，可采取相应的药物干预方式。手术和器械干预可适当用于一些严重肥胖症或其他相关疾病。肥胖患者表现出葡萄糖和脂质代谢的功能障碍，它们通常具有脂肪组织和（或）小肠低氧及慢性低度炎症，且易于发生胰岛素抵抗。干预药物主要包括调节脂质代谢的药物，如过氧化物酶体增殖物激活受体（peroxisome proliferators-activated receptor，PPAR）α/δ 激动剂、PPARγ 激动剂、抗炎药、抗氧化剂、法尼醇 X 受体激动剂，以及调节肠道菌群药物、抑制二酰甘油和神经酰胺生成药物，或减少糖异生/糖原分解的药物等[22]。

中医治未病理论的核心思想是"未病先防、既病防变"，在肥胖相关慢性疾病防治方面具有整体调节优势。中医药防治肥胖相关慢性疾病主要采取药物治疗（如单味中药、复方中药）和非药物治疗（如针灸、穴位埋线、穴位敷贴等）。例如，防治肥胖相关慢性疾病可采用清热祛湿中药，亦可采用抗炎或改善胰岛素抵抗的中药[20]。另外，临床前研究和临床试验表明，间歇性禁食对许多健康状况有广泛的益处，如肥胖、糖尿病、心血管疾病、癌症和神经系统疾病[23]，但也有研究表明，间歇性禁食不能有效改善关键的代谢健康指标[24]。

然而，生活方式干预、减重药物、减重手术、中医药辅助减肥在内的中国肥胖临床管理体制并不完善，主要表现为：尽管拥有指南共识，但临床执行度不足；生活方式干预缺乏公认方案；可用于肥胖治疗的药物较少，以及减重手术尚缺乏长期结果数据。针对这一问题的健康管理体系也亟需健全[25]。

中国是世界上肥胖人口最多的国家之一，中国成人整体越来越胖，特别是农村地区人群和部分男性[5]，肥胖相关慢性疾病已成为我国医疗保健系统的主要挑战。

中国人的 BMI 达到多少时需要进行体重干预？研究发现，包括中国人在内的东亚人群，其健康的 BMI 上限应低于当前规定的正常值上限[26]。为促进健康生活方式和强身健体，2016 年，中国启动了"健康中国 2030"计划，全民减重已经是大势所趋。通过使用包括健康管理中心、综合生活方式干预和医疗、加强教育和培训以及使用先进的电子健康技术的分层系统[25]，通过管理和控制肥胖，可防治肥胖相关慢性疾病。

参考文献

[1] 仝小林,毕桂芝,李敏.肥胖及相关疾病中西医诊疗[M].北京:人民军医出版社,2010.

[2] ZHANG X,ZHANG M,ZHAO Z,et al. Geographic variation in prevalence of adult obesity in china:results from the 2013—2014 national chronic disease and risk factor surveillance[J]. Ann Intern Med,2020,172(4):291-293.

[3] MECHANICK J I,HURLEY D L,GARVEY W T. Adiposity based chronic disease as a new diagnostic term:The American Association of Clinical Endocrinologists and American College of Endocrinology position statement[J]. Endocr Pract,2017,23(3):372-378.

[4] NCD RISK FACTOR COLLABORATION（NCD-RISC). Worldwide trends in body-mass index,underweight,overweight,and obesity from 1975 to 2016:a pooled analysis of 2416 population-based measurement studies in 128.9 million children,adolescents,and adults[J]. Lancet,2017,390(10113):2627-2642.

[5] WANG L,ZHOU B,ZHAO Z,et al. Body-mass index and obesity in urban and rural China:findings from consecutive nationally representative surveys during 2004—2018[J]. Lancet,2021,398(10294):53-63.

[6] PAN X F,WANG L,PAN A. Epidemiology and determinants of obesity in China[J]. Lancet Diabetes Endocrinol,2021,9(6):373-392.

[7] LUNDGREN J R,JANUS C,Jensen S B K,et al. Healthy weight loss maintenance with exercise,liraglutide,or both combined[J]. N Engl J Med,2021,384(18):1719-1730.

[8] DE SIQUEIRA J V V,ALMEIDA L G,ZICA B O,et al. Impact of obesity on hospitalizations and mortality,due to COVID-19:A systematic review[J]. Obes Res Clin Pract,2020,14(5):398-403.

[9] MORINAGA H,MOHRI Y,GRACHTCHOUK M,et al. Obesity accelerates hair thinning by stem cell-centric converging mechanisms[J]. Nature,2021,595(7866):266-271.

[10] CARDEL M I, ATKINSON M A, TAVERAS E M, et al. Obesity treatment among adolescents: a review of current evidence and future directions[J]. JAMA Pediatr, 2020,174(6): 609-617.

[11] https://medicalxpress.com/news/2021-07-obesity-survival-advanced-prostate-cancer.html[EB/OL].

[12] AHIRWAR R, MONDAL P R. Prevalence of obesity in India: A systematic review[J]. Diabetes Metab Syndr, 2019,13: 318-321.

[13] 中华医学会肝病学分会脂肪肝和酒精性肝病学组,中国医师协会脂肪性肝病专家委员会.非酒精性脂肪性肝病防治指南(2018更新版)[J].传染病信息, 2018,31(5):393-402,420.

[14] 张晓静,冯亚宏,王淑斌.基于中医"痰浊"理论探讨多囊卵巢综合征与肥胖[J].中医药临床杂志,2020,32: 2026-2029.

[15] MARIC-BILKAN C. Obesity and diabetic kidney disease[J]. Med Clin North Am, 2013, 97(1): 59-74.

[16] MATHEW A V, OKADA S, SHARMA K. Obesity related kidney disease[J]. Curr Diabetes Rev, 2011, 7(1): 41-49.

[17] KNIGHT S P, LAIRD E, WILLIAMSON W, et al. Obesity is associated with reduced cerebral blood flow-modified by physical activity [J]. Neurobiol Aging, 2021,105: 35-47.

[18] 杨媛,胡慧.肥胖与老年呆病相关性的中医病机分析[J].中华中医药杂志(原中国医药学报),2017, 3401-3403.

[19] RINGEL A E, DRIJVERS J M, BAKER G J, et al. Obesity shapes metabolism in the tumor microenvironment to suppress anti-tumor immunity[J]. Cell, 2020, 183(7): 1848-1866.

[20] ZHANG C H, SHENG J Q, XIE W H, et al. Mechanism and basis of traditional chinese medicine against obesity: prevention and treatment strategies[J]. Front Pharmacol, 2021, 12: 615895.

[21] ZHOU H, WANG H, YU M, et al. IL-1 induces mitochondrial translocation of IRAK2 to suppress oxidative metabolism in adipocytes [J]. Nat Immunol, 2020, 21(10): 1219-1231.

[22] ZHANG C H, ZHOU B G, SHENG J Q, et al. Molecular mechanisms of hepatic insulin resistance in nonalcoholic fatty liver disease and potential

treatment strategies[J]. Pharmacol Res，2020，159：104984.

[23] DE CABO R，MATTSON M P. Effects of intermittent fasting on health，aging，and disease[J]. N Engl J Med，2019，381(26)：2541 - 2551.

[24] LOWE D A，WU N，ROHDIN-BIBBY L，et al. Effects of time-restricted eating on weight loss and other metabolic parameters in women and men with overweight and obesity：The TREAT randomized clinical trial[J]. JAMA Intern Med，2020，180(11)：1491 - 1499.

[25] ZENG Q，LI N，PAN X F，et al. Clinical management and treatment of obesity in China[J]. Lancet Diabetes Endocrinol，2021,9(6)：393 - 405.

[26] CALEYACHETTY R，BARBER T M，MOHAMMED N I，et al. Ethnicity-specific BMI cutoffs for obesity based on type 2 diabetes risk in England：a population-based cohort study [J]. Lancet Diabetes Endocrinol,2021,9(7)：419 - 426.

第二章　肥胖症

第一节　疾病简介与流行病学

一、疾病简介

肥胖症(obesity)是指生理生化机能改变引起脂肪沉积过多,体重增加,导致机体发生一系列病理生理变化的病症[1]。全球现有 21 亿人超重,超过 1/5 的人肥胖[1]。根据世界卫生组织(WHO)的定义,全身性肥胖指体重指数(BMI)$\geqslant 30 kg/m^2$,而目前中国标准全身性肥胖定义为 $BMI \geqslant 28 kg/m^{2[2-3]}$。

脂肪沉积增加的主要原因是热量摄入和能量消耗不平衡,肥胖是缺乏体力活动和过度摄入高于个人需要的高能量食物的结果。肥胖个体的显著异质性有两种:①皮下肥胖,即臀部和大腿周围发现多余的皮下脂肪(梨形体形或女性更常见的女性型肥胖);②内脏型肥胖,即脂肪(主要是肠系膜脂肪组织)主要集中在腹部。内脏肥胖在男性中更为常见,在健康方面往往更具危害性[4-5]。

二、流行病学

在过去 35 年,全球肥胖率几乎翻了一番。2014 年,在 18 岁及以上的成年人中,有 11% 的男性和 15% 的女性肥胖[4]。2013 年,超过 4200 万 5 岁以下儿童超重。在美国,20 岁以上成年人的肥胖率约为 36%,即 38.3% 的女性和 34.3% 的男性肥胖。美国的肥胖率因性别、种族/民族和社会经济状况而异[6]。

过去的几十年里,中国所有年龄段的平均体重指数都在稳步上升[5]。2015—2019 年 6 岁以下儿童超重和肥胖的患病率分别为 6.8% 和 3.6%,6～17 岁儿童和青少年的超重和肥胖患病率分别为 11.1% 和 7.9%,18 岁成年人的超重和肥胖患病率分别为 34.3% 和 16.4%。根据 WHO 的标准,中国是儿童肥胖人数最多的国家,成人肥胖人数仅次于美国[7]。

第二节 发病机制

肥胖的根本原因是机体存储的热量和消耗的热量之间的不平衡[2]，发病机制目前可能与以下因素有关(见图2-1)：

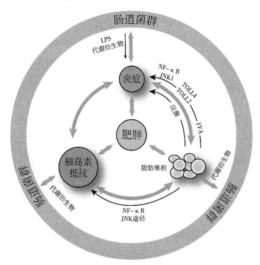

图2-1 肥胖症可能发病机制

一、炎症

游离脂肪酸可通过衔接蛋白结合 Toll 样受体 4(Toll-like receptors 4，TLR4)和 Toll 样受体 2(Toll-like receptors 2，TLR2)，导致 NF-κB 途径和 c-Jun 氨基酸端激酶(c-Jun N-terminal kinase，JNK)途径活化，从而引发炎症[8-13]。

也有证据表明，随着脂肪组织的扩张，脂肪组织的相对供血灌注不足或耗氧量增加，而导致细胞缺氧，细胞缺氧又可以通过诱导缺氧诱导因子-1基因程序而引发炎症[10-11]。同时，过量营养物质会触发经典病原体传感或免疫反应信号通路[14]，随着营养摄入的增加，营养水平上升到足够高的程度，刺激病原体感应途径，从而加重肥胖症的发生[14-15]。

（一）炎症介导胰岛素抵抗

脂肪组织中的炎症介质可引起脂肪细胞的胰岛素抵抗。例如，经肿瘤坏死因子α处理的脂肪细胞导致胰岛素信号水平降低，引起随后葡萄糖摄取降低。肥胖或高脂肪饮食条件可通过多种途径诱导代谢细胞中的炎症信号通路。营养物质或其他代谢物可能导致细胞因子或 Toll 样受体通路的激活,这些受体下游的 3 个主要激酶是 c-Jun 氨基末端激酶、IκB 激酶和蛋白质激酶,这 3 种激酶可导致胰岛素抵抗[14]。

(二)应激反应

肥胖易引起脂肪组织的代谢应激或其他的应激导致细胞器功能障碍,尤其是内质网(endoplasmic reticulum,ER)。在肥胖者中,由于需要分泌大量物质并合成脂质,脂肪细胞可能受到较大的压力。在这种情况下,内质网功能可能受损,导致错误折叠或未折叠的蛋白质在其内腔中积聚[23]。与正常组织相比,肥胖肝脏和脂肪组织的内质网应激水平增加[16-17]。

二、肥胖发病机制中的其他因素

瘦素、瘦素受体、黑素皮质素 4 受体、阿片黑素皮质素原等编码基因的突变可能会导致人类严重的肥胖症[18]。

(一)"节俭"基因假说

从进化上讲,人类必须在营养不足的时期中生存,因此,能忍受更长时间饥饿并且可以更有效地存储和调动能量的人类会比没有这些适应能力的人类更容易存活下来,从而促进了人类更迅速地进食、吸收热量,更有效地扩展脂肪组织存储能量,最终促进能量摄入和高能量效率的基因被表达,而促进高能量消耗的基因被淘汰,进而造成肥胖症[18]。

(二)"漂流"基因假说

基因的随机漂移导致了肥胖率的增加,分子机制是通过甲基化、组蛋白修饰、染色质重塑和非编码核糖核酸(ribonucleic acid,RNA)改变对基因进行表观遗传修饰,导致将肥胖传染给后代的风险增加,进一步加速了肥胖症流行[18]。

(三)肠道微生物与肥胖症

肠道生态系统在维持宿主生理方面起重要作用,肠道微生物会产生大量的代谢物,这些代谢物会通过影响宿主的新陈代谢导致肥胖症。在健康个体中发现全身性脂多糖的浓度较低,但在肥胖者中全身性脂多糖则达到较高的浓度,这种状况称为代谢性内毒素血症。肠道生态系统改变可引起代谢性内毒素血症,能引发多种生理疾病,包括低度炎症、代谢疾病、脂质过多积聚和胰岛素敏感性丧失,增加患代谢性疾病的风险,肠道通透性的改变也会增加肥胖相关疾病的风险[19-20]。

肥胖的病理特征之一是慢性低度炎症的发生。脂多糖(lipopolysaccharide,LPS)也称为内毒素,源自革兰氏阴性菌的外细胞膜,可以引发与肥胖和胰岛素抵抗相关的炎症过程[19]。LPS 在结构中含有脂质,一旦它们进入体循环,脂多糖就会渗入肝脏或脂肪组织,从而触发先天免疫反应,此外,脂多糖会结合血浆脂多糖结合蛋白(lipopolysaccharide binding protein,LBP),该蛋白激活位于巨噬细胞质膜上的受体蛋白 CD_{14}。由此产生的复合物结合 TLR4,触发转导信号,从而激活编码多种炎症效应因子[如核因子 κB(nuclear factor-κB,NF-κB)和激活蛋白-1(activator protein 1,AP-1)]的基因表达。LPS 还调节巨噬细胞和树突状细胞中存在的核苷酸寡聚化域样受体,它们与 Toll 样受体协同诱导 NF-$\kappa \beta$ 激活[20]。总之,这些结果表明,LPS 介导的炎症途径在肥胖症和肥胖症相关的病理过程中具有重要作用[19-21]。

(四)肥胖发生的生活因素

1. 生活方式的"西方化"

在过去的 50 多年里,肥胖率上升与对方便食品依赖、空调使用增加(导致维持体温所需的能量消耗减少)、体育活动减少等变化有很大相关性[2]。

饮食、作息方式的"西方化"会导致肥胖水平更快地上升。例如,生活在墨西哥的皮马族印第安人的肥胖率比生活在美国亚利桑那州的皮马族印第安人低得多,这表明即使在遗传相关的人群中,肥胖的发展也包含了环境因素[2]。

2. 压力与肥胖症

美国心理学会进行的调查显示,肥胖的全球患病率增加还有压力的因素。流行病学研究表明,压力和 BMI 是相关的,与体重增加之间存在正相关的关系。

(1)下丘脑-垂体-肾上腺轴激活。当感受压力时,下丘脑-垂体-肾上腺轴会激活,肾上腺分泌激素皮质醇,而皮质醇促进机体饮食和腹部区域的脂肪沉积,从而进一步导致体重增加和肥胖症的发生[22]。

(2)压力刺激"奖励机制"。压力触发多巴胺的释放,让机体感受进食需要并增强对食物的欲望[22]。而且,食物会进一步影响"奖励"过程,从而增加压力循环。糖皮质激素(包括皮质醇)和去甲肾上腺素的变化使大脑中的奖励中心(如伏隔核和背侧纹状体)变得敏感,再进一步增加了进食的动力,进而加重肥胖症[22]。

(3)压力相关化学物质。瘦素和生长素(或生长激素释放肽)以相反的方式控制食欲。瘦素抑制食欲,而生长素刺激食欲。因此,这两种激素可能是食欲的重要外周调节剂[22]。

中枢神经系统内,神经肽 Y(neuropeptide Y,NPY)是一种刺激饥饿的肽。它还会在外周刺激脂肪生成。神经肽 Y 能够与慢性应激一起促进肥胖[22]。

有研究表明,生长素受体的天然配体生长素与代谢平衡密切相关,其直接作用于脂肪细胞,刺激前脂肪细胞分化,并拮抗脂解作用[23]。生长素主要由胃壁内分泌细胞合成和释放,除了刺激饮食、脂肪细胞分化和脂肪堆积,还刺激垂体生长激素的释放。生长素能够引起啮齿类动物的脂肪堆积可能是因为刺激了神经肽Y分泌[23]。

(五)睡眠时间与肥胖症

晚睡和夜间睡眠时间短与肥胖患病风险增加有关。较短的睡眠时间与体重增加有关,睡眠时间短会促进疲劳,通过减少体育活动和增加久坐行为进一步减少能量消耗,睡眠时间短也使人们感到饥饿,特别是增加对高脂和糖类(碳水化合物)食品的需求[22,24]。

第三节　诊　断

当进食热量多于消耗热量时,多余的热量以脂肪形式储存于体内,超过人体正常生理需求,且达一定值时就演变为肥胖症。一般可进行CT或核磁共振成像计算皮下脂肪厚度或内脏脂肪量,这是目前评估体内脂肪分布最准确的方法。一些评估肥胖症的新型方法如生物标志物检测、其他影像学成像方法等也已经被开发和广泛使用。

(一)诊断标准

肥胖症可以通过BMI值、腰围、体脂率、腰臀比这4种方法进行诊断[6]。

1. BMI值

BMI是用于人群和肥胖症临床筛查的最常见指标(见表2-1)。计算方法是:体重(以千克为单位)除以身高(以米为单位)的平方(kg/m^2)[6]。

表 2-1　WHO肥胖分级标准

分类	诊断标准 BMI(kg/m^2)
体重过轻	<18.5
正常体重	18.5～25.0
超重	25.0～30.0
肥胖	30.0～35.0
严重肥胖	35.0～40.0
病态肥胖	≥40.0

2.腰围

腰围可作为脂肪分布的一种衡量标准。通常情况下男性腰围不应超过85 cm，85～90 cm 为超重，超过 90 cm 为肥胖症；女性腰围不超过 80 cm，80～85 cm 为超重，85 cm 以上为肥胖[6]。

3.体脂率

一般来说，男性体脂率正常值为 12%～20%，超过 25%时可视为肥胖；而女性体脂率正常值为 20%～33%，超过 33%可视为肥胖[6]。

4.腰臀比

通常情况下，男性腰臀比不应超过 0.9，女性腰臀比不超过 0.8[6]。

(二)肥胖症的生物标志物

1.炎症生物标记物

肥胖与慢性低度全身炎症相关。在肥胖人群的脂肪组织中，肿瘤坏死因子 α (tumor necrosis factor α，TNF-α)、白介素-6 (interleukin-6，IL-6)等细胞因子的释放上调，刺激肝脏分泌 C 反应蛋白(creactive protein，CRP)等急性期蛋白。此外，肥胖引发的炎症是由促炎脂肪因子(如抵抗素)的分泌以及抗炎脂联素的减少介导的[25-26]。

2.脂肪因子

脂肪组织是活跃的内分泌器官，分泌多种激素，统称为脂肪因子，它们介导脂肪代谢，最广为人知的脂肪因子是瘦素、脂联素和抵抗素等[26]。

(1)脂联素。

肥胖人群脂肪组织中脂联素的表达下调[29]，脂联素在能量代谢中发挥作用，并有抗炎和胰岛素增敏作用[26]。

(2)瘦素。

肥胖人群的瘦素浓度高于正常体重人群，瘦素的主要功能是长期调节食欲和能量平衡，这可能在瘦素抵抗中受损，导致肥胖[26]。

(3)抵抗素。

脂肪因子抵抗素主要在小鼠的脂肪组织中表达，而在人体中，巨噬细胞的表达似乎比脂肪细胞的表达更起主导作用[26]。抵抗素具有促炎症特性，并在肥胖相关的胰岛素抵抗中发挥作用[29]。此外，抵抗素参与了导致心血管疾病的病理过程，如内皮功能障碍、血栓形成、血管生成和平滑肌细胞功能障碍[26]。

(三)其他影像学检查

适合于定量的成像技术有双能 X 线骨密度仪（dual energy X-ray

absorptiometry，DXA）、计算机断层扫描（computed tomography，CT）和磁共振成像（magnetic resonance imaging，MRI）。超声检查对肝脂肪变性的诊断准确性还很低。新的超声方法正在研发，以检测肝脏脂肪组织的物理特性，如组织刚度、声吸收或声速[27]。

1. 双能 X 线骨密度仪和计算机断层扫描

双能 X 线骨密度仪假设非骨性组织由两种不同的成分组成：脂肪和肌肉软组织，并使用双能 X 线骨密度仪的两个主要能量峰的衰减来估计脂肪和肌肉组织的每个像素分数，这种方法可以得到可靠的定量结果。然而，它不能区分皮下脂肪组织和内脏脂肪组织[27]。此外，它对受试者会产生少量辐射照射，因此不建议用于持续检查或对儿童进行检查。

计算机断层扫描将脂肪组织与非脂肪组织（如实质器官、肌肉和骨骼）区分开来。在大多数研究中，计算机断层扫描只能局限于一些特征性的切片。

2. 磁共振成像

磁共振成像和磁共振波谱学（magnetic resonance spectroscopy，MRS），提供量化全身及其分布的方法，评估在正常情况下骨骼肌、肝脏、胰腺和心脏等脂肪含量非常低的器官中的脂质。磁共振成像是在强磁场下操作的，不用暴露在电离辐射下[27]。

在磁共振成像上，脂肪和肌肉软组织表现为不同的纵向和横向弛豫时间 T_1 和 T_2。不同器官间的 T_1 和 T_2 有显著差异，但各器官的脂肪松弛时间基本不变。在 T_1 加权图像中，由于 T_1 松弛时间约为 300ms，明显短于肌肉软组织。应用 T_1 加权序列（梯度回波成像、快速自旋回波成像技术）可以在短时间内记录多个切片[27]。对于全身应用，T_1 加权快速自旋回波序列扫描测量整个身体的时间约 20 min[27]。

（1）相敏核磁共振。

相敏核磁共振的基本原理是所谓的化学位移。水质子和亚甲基质子（主要的脂肪峰）之间的频率差异，在 1.5 t 的磁场强度下约为 215Hz，由此产生的明显的相位差可以用于磁共振成像[28]。

（2）脂肪选择性磁共振成像。

脂肪选择性图像可以通过频率选择性预脉冲抑制水信号或通过频率选择性激发脂肪信号来评估[29]。

（四）鉴别诊断

肥胖症诊断需排除以下继发性肥胖[30]。

（1）皮质醇增多症。

（2）甲状腺功能减退症。

（3）下丘脑或垂体疾病。

（4）胰岛 B 细胞瘤。

（5）性腺功能减退。

其他类型少见的肥胖症，可结合其临床特点分析判断。

第四节　临床用药与防治

肥胖，被认为是患者身体代谢功能出现异常，过多能量摄入，多余脂肪无法消耗，只能囤积于体内，导致局部脂肪沉淀，甚至影响全身形态的症状[31-33]。

（一）药物治疗

药物方面，经批准用于肥胖患者体重控制的药物分为两组。第一组是经批准可长期治疗肥胖症的药物，包括奥利司他、氯雷司汀、利拉鲁肽、芬特明/托吡酯缓释组合及纳曲酮和安非他酮缓释组合。第二组由拟交感神经药组成，这些药物是经过批准用于短期使用[4]。

1.长期治疗肥胖症的药物

（1）奥利司他。

奥利司他（orlistat）是一种有效的、选择性的胰脂肪酶抑制剂，可减少肠道对脂肪的消化。奥利司他是美国食品和药品监督管理局（FDA）批准用于肥胖症青少年体重管理的唯一药物，使用后会导致脂溶性维生素的吸收显著减少，临床医生可建议患者服用维生素补充剂[4]。

（2）洛氯卡林。

洛氯卡林选择性地针对 5 -羟色胺 2C 受体来减少食物摄入量[4]。

（3）利拉鲁肽。

利拉鲁肽是一种胰高血糖素样肽（glucagon-like peptide，GLP-1）激动剂，与 GLP-1 具有 97% 的同源性，皮下注射利拉鲁肽会使体重减轻。

（4）纳曲酮/安非他酮联合用药。

安非他酮通过作用于下丘脑的肾上腺素能和多巴胺能受体来减少食物摄入量。纳曲酮可作用于黑素皮质素-受体系统来减少进食量[4]。

2.短期治疗肥胖症的药物（芬特明）

为期 6 个月使用芬特明的研究报告显示，以 15mg/d 计，减重率为 4.6%，而同期使用安慰剂的减重率为 2.1%[4]。

3. 其他药物

(1)瘦素、瘦素类似物和瘦素增敏剂。

瘦素蛋白主要从脂肪组织分泌,可以促进饱腹感而减肥。当脂肪量增加时,瘦素的循环浓度增加,并随其减少而降低。患有先天性瘦素缺乏症的超肥胖患者服用生理剂量的瘦素可减少食物摄入,降低体重[34]。

(2)神经肽 Y 抑制剂。

神经肽 Y 可抑制厌食性阿片-促黑素细胞皮质素原、阿黑皮素原(proopiomelanocortin,POMC)神经元,并促进下丘脑外侧区的致病性神经肽食欲素和黑色素浓缩激素的释放,从而促进食物摄取,使用其抑制剂可减少机体对食物的摄取[35]。

(3)利莫那班。

利莫那班通过调节体内稳态和享乐性饮食回路中的神经元来降低体重[34],但由于严重的精神病学不良反应,该药于 2009 年停止使用[34]。

(二)肠道菌群干预

益生菌口服可能是未来一种成功的治疗方式,粪菌移植可作为另一种可选择的方法[19]。

(三)褪黑素对肥胖的影响

越来越多的证据将生物钟系统、新陈代谢和能量平衡调节联系起来。现代生活方式和特征的变化扰乱了昼夜节律,后果之一是褪黑素分泌的模式被破坏[36]。

(四)手术治疗

减肥手术是唯一显示出能够持续、短期和长期减轻体重并明显改善肥胖症患者合并症的干预措施。

1. Roux-en-Y 胃分流术

Roux-en-Y 胃分流术(Roux-en-Y gastric bypass,RYGB)仍被认为是"金标准"减肥手术,并且是实施频率最高的、全世界范围内最常见的减肥手术[37]。

2. 腹腔镜袖胃切除术

腹腔镜袖状胃切除术(laparoscopic sleeve gastrectomy,LSG)的构造是以垂直的方式去除胃外侧约 80% 的部分,留下一个长长的管状胃袋或套筒。据报道,腹腔镜袖状胃切除术的体重减轻可达超重的 51%～70%,或在手术后 1 年 BMI 减少了 $12～16kg/m^2$[37]。

3. 腹腔镜可调节胃绑带术

腹腔镜可调节胃绑带术(laparoscopicadjustable gastric banding,LAGB)包括

在胃的上部周围放置可调节的硅胶胃绑带,从而在胃带上部形成一个小的胃储袋[37]。腹腔镜可调节胃绑带术的临床效果似乎是减少饥饿感,从而减少热量消耗[37]。腹腔镜可调节胃绑带术可导致许多并发症,如带侵蚀、滑脱、胃食管反流和高变异性体重减轻。因此导致欧洲和大多数美国减肥中心的 LAGB 使用率下降[37]。

4. 胆胰转流十二指肠转位术

胆胰转流十二指肠转位术(biliopancreatic diversion with duodenal switch,BPD-DS)类似于 Roux-en-Y 胃分流术和腹腔镜袖胃切除术,以一种改善葡萄糖代谢的方式影响胃肠激素[37]。与 Roux-en-Y 胃分流、腹腔镜袖状胃切除术或可调胃束带相比,胆胰转流十二指肠转位术被认为是治疗严重肥胖和 2 型糖尿病最有效的减肥手术[37]。

(五)生活方式干预

1. 增加体育活动

增加体育活动是综合生活方式干预的一个重要组成部分。增加有氧运动(如快走)、中等强度体力活动可以有效防止体重增加[4]。即使没有减轻体重,耐力体育活动或阻力训练也能改善健康,定期进行体育锻炼可降低肥胖症的风险[4]。

2. 地中海式均衡饮食

地中海式均衡饮食的特点是增加食用橄榄油、坚果、谷物、水果和蔬菜[4]。

(六)基于脂肪因子的疗法

1. 瘦素联合药物治疗

瘦素作为体重的负调节剂后,其用作抗肥胖药的效果很明显。然而,肥胖的个体并不是理论上的那样缺乏瘦素,而是由于中枢瘦素抵抗,不能充分发挥改善代谢稳态功能[33]。重组瘦素治疗可减少高胆固醇血症小鼠模型中的动脉粥样硬化病变并增强脂联素的产生。目前,人类重组瘦素(瘦素的合成类似物)仅针对少数单基因遗传性瘦素缺乏症(在瘦素恢复后可观察到体重减轻)和全身性脂肪营养不良的患者[33]。

瘦素在联合治疗中的使用也有治疗潜力。如胰淀素是一种肽类激素,由胰腺β-细胞与胰岛素共同分泌,通过减缓胃排空、诱导饱腹感和恢复瘦素反应来改善血糖调节。临床研究表明,联合应用重组人瘦素和胰淀素 24 周至少部分恢复了瘦素的敏感性,并减轻了肥胖者的平均体重[33]。

2. 脂肪酸衍生物

与胰岛素敏感性高度相关的如棕榈酸-9-羟基硬脂酸对肥胖治疗有效。用棕桐酸-9-羟基硬脂酸可通过降低白色脂肪组织炎症、促进胰岛素和肠促胰岛素(GLP-1)分泌来增加糖耐量[33]。棕榈酸-9-羟基硬脂酸可能成为未来肥胖和 2 型糖尿病治疗方法的候选药物,因为棕榈酸-9-羟基硬脂酸促进内源性肠促胰岛素的分泌,所以将它们与 DPP-4 抑制剂结合使用可能会产生协同效应[33]。

3. 成纤维细胞生长因子-21

成纤维细胞生长因子-21(fibroblast growth factor-21,FGF-21)是一种分解代谢激素,主要在肝脏合成,在白色脂肪组织、棕色脂肪组织、骨骼肌和胰腺也有明显表达。FGF-21 通过其同源受体和辅因子 β-klotho 发出信号,对糖和脂代谢产生影响。此外,FGF-21 的抗肥胖作用可能部分是由于诱导了线粒体棕色脂肪解偶联蛋白 1 促进白色脂肪组织的"褐化"[33]。

4. 骨形态发生蛋白质-7

骨形态发生蛋白-7(bone morphogenetic protein 7,BMP-7)是转化生长因子-β(transforming growth factor-β,TGF-β)超家族的成员,该家族介导许多过程,如器官发生、褐色脂肪形成、能量消耗和饱腹感[33]。啮齿动物研究表明,用 BMP-7对高脂饮食诱导的肥胖小鼠进行全身性治疗会增加能量消耗并抑制食欲,通过雷帕霉(mTOR)通路机制减轻体重[33]。

(七)新的减肥方式

1. 迷走神经阻滞装置

美国食品和药品监督管理局(FDA)于 2015 年批准了一种迷走神经阻滞装置,用于治疗严重的肥胖症。迷走神经在胃功能的神经调节中起作用,间歇性阻断迷走神经是导致体重减轻的原因[33]。

2. 调节生长激素与胰岛素水平

肥胖者常表现为生长激素(growth hormone,GH)分泌减少,导致脂质代谢减少,脂肪进一步堆积。通过注射生长激素或生长激素释放激素受体激动剂,提高肥胖者生长激素水平的药理作用显示了良好的减脂效果[38-39]。

此外,减少胰岛素与生长激素的比重的方法也被证实可改善肥胖[39]。

3. 黑皮质素受体 4 机制

下丘脑黑素皮质素系统调节体重、食欲和能量消耗,在这个系统中,大脑控制食欲的"总开关"是黑皮质素受体 4[40-41],当此受体被激活时,它会发出让我们的大脑产生饱腹感的命令,反之则是产生饥饿感的命令,黑皮质素受体 4 功能障碍会促进吞噬功能亢进、体重迅速增加和成人肥胖。由此发现一种少见的大脑神经回路有助于精确调节食物摄入量,在动物实验的结果中,这种大脑神经回路连接了一组独特的多巴胺产生神经元(DA-VTA)和下游靶神经元(DRD1-LPBN),并调节老鼠饱腹感来抑制食物摄入[40-41]。FDA批准的药物哌甲酯可激活这一特殊回路,有助于人们控制体重[40]。

(八)天然植物成分及中药

1. 改善肥胖症的天然植物成分

在天然植物成分的酚类化合物中,白藜芦醇、儿茶素、槲皮素、原花青素和花青素都有其抗肥胖特性。

(1)绿茶和提取物。

参与抗肥胖作用研究最深入的富酚基质之一是绿茶和提取物。有大量的试验明显支持绿茶的抗肥胖作用[42]。其他富含酚类的药用植物,如迷迭香提取物、甘草黄酮油、肉桂提取物表现出对血脂和体内脂肪状况的积极作用[42-45]。

(2)桑叶及其果实联合提取物。

桑叶及其果实联合提取物可改善肥胖小鼠的肥胖、炎症和氧化应激。用桑叶和果实提取物或其组合治疗肥胖小鼠12周,可显著降低小鼠的体重、血浆三酰甘油、脂质过氧化水平,以及大小附睾脂肪细胞的数量和未成熟脂肪细胞的数量[42]。

(3)丹参酮ⅡA。

研究确定了丹参酮ⅡA在肥胖症治疗中的作用,据报道,高脂饮食小鼠通过丹参酮ⅡA减轻早期脂肪生成,具有抗肥胖作用[45]。

2. 中药

中医认为肥胖多与先天禀赋、过食肥甘厚味、内伤七情、好逸恶劳等导致体内水、湿、痰邪停滞有关。对于肥胖,中药也有较好的疗效[46]。

(1)单味中药。

①荷叶:清热利湿,适用于肥胖脾虚湿阻或胃热阻湿型患者[47]。

②泽泻:利尿、清湿热,适用于减肥而有胃热阻湿型者,对体虚或热象不明患者需与其他中药配伍,以拮抗其寒性[47-48]。

③茯苓:利水渗湿、健脾宁心。肥胖而水肿、尿少、脾虚及水湿停留和痰湿者均可使用[47]。

④汉防己:利水消肿、祛风止痛。汉防己适用于水湿水肿之肥胖患者等[47-49]。

⑤黄芪:减肥方中常用黄芪,以作补气健脾利湿之用。黄芪尤其适合中老年肥胖患者或合并有冠心病、糖尿病、肾脏病之肥胖患者使用[48-49]。

⑥绞股蓝:对高脂血症等病症具有良好的防治效果,长期服用无不良反应[47-49]。

⑦大黄:大黄在生用、大量、短煎的情况下有泻下作用,但在制用、小量、久煎的情况下,泻下性能减弱,甚至还可止泻。大黄有清热解毒、抗菌消炎、泻火凉血、利胆退黄、行瘀破积、降压止血之功效。大黄醇提取物有明显降低大鼠血清胆固醇的作用,而大黄多糖可使高脂饮食诱导的高脂血症小鼠血清和肝脏中总胆固醇和三酰甘油的含量明显降低[47-49]。

⑧山楂:含多种维生素、酒石酸、柠檬酸、山楂酸、苹果酸等,还含有黄酮类、内酯、糖类、蛋白质、脂肪和钙、磷、铁等矿物质,所含的解脂酶能促进脂肪类食物的消化,还能促进胃液分泌和增加胃内酶素等功能。山楂具有消积化滞、收敛止痢、活血化瘀等功效,主治饮食积滞、胸膈痞满、血瘀闭经等。山楂中含有三萜类及黄酮类等成分,具有显著的扩张血管及降压作用,有增强心肌、抗心律失常、调节血脂及胆固醇含量的功效[47-49]。

⑨铁皮石斛:调节肝脏和脂肪组织中的脂质代谢[50]。

⑩黄芩:含有黄芩素,具有抗肥胖作用[51]。

(2)中药复方。

①乌龙强力减肥茶:由铁观音茶、山楂、薏苡仁、决明子、金银花等药材配成,煮水服用。在肥胖大鼠的实验中[17],将茶水对肥胖大鼠灌胃,实验组大鼠的体重、睾丸及肾周脂肪量以及每周体重增长量均明显低于对照组[48]。

②荷泽口服液:由荷叶、泽泻、草决明、苍术、知母等药材组成,煮水服用。肥胖对照组大鼠体重及肥胖指数(Lee's 指数)明显高于荷泽口服液组和正常对照组[48]。

③草菊饮:由番泻叶、草决明、菊花、荷叶、陈皮、山楂组成,煮水服用。本方与膳食纤维素联合治疗儿童单纯性肥胖[52]。

参考文献

[1] RIAL S A, KARELIS A D, BERGERON K F, et al. Gut microbiota and metabolic health: the potential beneficial effects of a medium chain triglyceride diet in obese individuals[J]. Nutrients, 2016, 8(5): 281.

[2] BLÜHER M. Obesity: global epidemiology and pathogenesis[J]. Nat Rev Endocrinol, 2019, 15(5): 288 - 298.

[3] ZHANG X, ZHANG M, ZHAO Z, et al. Geographic variation in prevalence of adult obesity in china: results from the 2013—2014 national chronic disease and risk factor surveillance[J]. Ann Intern Med, 2020, 172

(4):291 - 293.

[4] BRAY G A, HEISEL W E, AFSHIN A, et al. The science of obesity management: an endocrine society scientific statement[J]. Endocr Rev, 2018,39(2):79 - 132.

[5] GONZÁLEZ-MUNIESA P, MÁRTINEZ-GONZÁLEZ M A, HU F B, et al. Obesity[J]. Nat Rev Dis Primers, 2017,3:17034.

[6] ARROYO-JOHNSON C, MINCEY KD. Obesity epidemiology worldwide [J]. Gastroenterol Clin North Am, 2016,45(4):571 - 579.

[7] PAN X F, WANG L, Pan A. Epidemiology and determinants of obesity in China[J]. Lancet Diabetes Endocrinol, 2021,9(6):373 - 392.

[8] SHI H, KOKOEVA M V, INOUYE K, et al.TLR4 links innate immunity and fatty acid-induced insulin resistance[J]. Clin Invest, 2006,116(11): 3015 - 3025.

[9] WINER D A, WINER S, DRANSE H J, et al. Immunologic impact of the intestine in metabolic disease[J]. Clin Invest, 2017,127(1):33 - 42.

[10] OH D Y, OLEFSKY J M. Omega 3 fatty acids and GPR120. Cell Metab. 2012,15(5):564 - 565.

[11] SALTIEL A R, OLEFSKY J M. Inflammatory mechanisms linking obesity and metabolic disease[J]. Clin Invest, 2017,127(1):1 - 4.

[12] LEE Y S, KIM J W, OSBORNE O, et al. Increased adipocyte O_2 consumption triggers HIF-1α, causing inflammation and insulin resistance in obesity[J]. Cell, 2014,157(6):1339 - 1352.

[13] TRAYHURN P. Hypoxia and adipose tissue function and dysfunction in obesity[J]. Physiol Rev,2013,93(1):1 - 21.

[14] GREGOR M F, HOTAMISLIGIL G S. Inflammatory mechanisms in obesity[J]. Annu Rev Immunol, 2011,29:415 - 445.

[15] OHMURA K, ISHIMORI N, OHMURA Y, et al. Natural killer T cells are involved in adipose tissues inflammation and glucose intolerance in diet-induced obese mice[J]. Arterioscler, Thromb, Vasc, Biol, 2010,30: 193 - 199.

[16] MONTEIRO R, AZEVEDO I. Chronic inflammation in obesity and the metabolic syndrome[J]. Mediators Inflamm, 2010,2010:289645.

[17] OZCAN U，CAO Q，YILMAZ E，et al.Endoplasmic reticulum stress links obesity，insulin action，and type 2 diabetes[J]. Science，2004,306：457 - 461.

[18] Gadde K M，Martin C K，Berthoud H R，et al.Obesity：Pathophysiology and management[J]. Am Coll Cardiol，2018,71(1)：69 - 84.

[19] BOULANGÉ C L，NEVES A L，CHILLOUX J，et al. Impact of the gut microbiota on inflammation，obesity，and metabolic disease[J]. Genome Med，2016,8(1)：42.

[20] VERGES B，DUVILLARD L，LAGROST L，et al. Changes in lipoprotein kinetics associated with type 2 diabetes affect the distribution of lipopolysaccharides among lipoproteins[J]. Clin Endocrinol Metab，2014,99：E1245 - 1253.

[21] CANI P D，BIBILONI R，KNAUF C，et al. Changes in gut microbiota control metabolic endotoxemia-induced inflammation in high-fat diet-induced obesity and diabetes in mice[J]. Diabetes，2008(57)：1470 - 1481.

[22] TOMIYAMA A J. Stress and obesity[J]. Annu Rev Psychol，2019(70)：703 - 718.

[23] CHOI K，ROH S G，HONG Y H，et al. The role of ghrelin and growth hormone secretagogues receptor on rat adipogenesis[J]. Endocrinology，2003,144(3)：754 - 759

[24] TSE L A，WANG C，RANGARAJAN S，et al. Timing and length of nocturnal sleep and daytime napping and associations with obesity types in high-，middle-，and low-income countries[J]. JAMA Netw Open，2021，4(6)：e2113775.

[25] CZECH M P. Insulin action and resistance in obesity and type 2 diabetes [J]. Nat Med，2017(23)：804 - 814.

[26] NIMPTSCH K，KONIGORSKI S，PISCHON T. Diagnosis of obesity and use of obesity biomarkers in science and clinical medicine[J]. Metabolism，2019,92：61 - 70.

[27] MACHANN J，HORSTMANN A，BORN M，et al. Diagnostic imaging in obesity[J]. Best Pract Res Clin Endocrinol Metab，2013,27(2)：261 - 277.

[28] WALD D，TEUCHER B，DINKEL J，et al. Automatic quantification of

subcutaneous and visceral adipose tissue from whole-body magnetic resonance images suitable for large cohort studies[J]. Magn Reson Imaging，2012,36(6):1421－1434.

[29] WÜRSLIN C，MACHANN J，REMPP H，et al. Topography mapping of whole body adipose tissue using A fully automated and standardized procedure[J]. J Magn Reson Imaging,2010, 31: 430－439.

[30] 中华全科医师杂志.肥胖症基层合理用药指南[J].中华全科医师杂志,2021, 20(5):530－532.

[31] 吴秋燕,王佑华,盛昭园.中医治疗肥胖症的研究进展[J].中西医结合心脑血管病杂志,2019,17(16):2444－2447.

[32] VAN DEN BERG S M，VAN DAM A D，RENSEN P C，et al. Immune modulation of brown(ing) adipose tissue in obesity[J]. Endocr Rev，2017, 38(1):46－68.

[33] KUSHNER R F，RYAN D H. Assessment and lifestyle management of patients with obesity: clinical recommendations from systematic reviews [J]. JAMA, 2014,312(9):943－952.

[34] RYAN D H，KAHAN S. Guideline recommendations for obesity management[J]. Med Clin North Am，2018,102(1):49－63.

[35] VALSAMAKIS G，KONSTANTAKOU P，MASTORAKOS G. New targets for drug treatment of obesity[J]. Annu Rev Pharmacol Toxicol, 2017(57):585－605.

[36] SZEWCZYK-GOLEC K，WONIAK A，REITER R J. Inter-relationships of the chronobiotic，melatonin，with leptin and adiponectin: implications for obesity[J]. J Pineal Res，2015,59(3):277－291.

[37] NGUYEN N T，VARELA J E. Bariatric surgery for obesity and metabolic disorders: state of the art[J]. Nat Rev Gastroenterol Hepatol，2017,14 (3):160－169.

[38] HUANG Z，LU X，HUANG L，et al. Stimulation of endogenous pulsatile growth hormone secretion by activation of growth hormone secretagogue receptor reduces the fat accumulation and improves the insulin sensitivity in obese mice[J]. FASEB，2021,35(1):e21269.

[39] HUANG Z，HUANG L，WATERS M J，et al. Insulin and growth

hormone balance：Implications for Obesity[J]. Trends Endocrinol Metab，2020，31(9)：642 - 654.

[40] HAN Y，XIA G，HE Y，et al. A hindbrain dopaminergic neural circuit prevents weight gain by reinforcing food satiation[J]. Sci Adv，2021，7 (22)：eabf8719.

[41] TAN H Y，STEYN F J，HUANG L，et al. Hyperphagia in male melanocortin 4 receptor deficient mice promotes growth independently of growth hormone[J]. Physiol，2016，594(24)：7309 - 7326.

[42] RODRÍGUEZ-PÉREZ C，SEGURA-CARRETERO A，CONTRERAS M D M. Phenolic compounds as natural and multifunctional anti-obesity agents：a review[J].Crit Rev Food Sci Nutr，2019，59(8)：1212 - 1229.

[43] ZSIBORÁS C，MÁTICS R，HEGYI P，et al. Capsaicin and capsiate could be appropriate agents for treatment of obesity：A meta-analysis of human studies[J].Crit Rev Food Sci Nutr，2018，58(9)：1419 - 1427.

[44] MAHBOUBI M.Morus alba（mulberry），a natural potent compound in management of obesity[J].Pharmacol Res，2019，146：104341.

[45] ANSARI M A，KHAN F B，SAFDARI H A，et al. Prospective therapeutic potential of Tanshinone IIA：an updated overview[J].Pharmacol Res，2020(164)：105364.

[46] 雷枭,牛彩琴,任继刚.中医治疗肥胖症的作用机制研究进展[J].现代中西医结合杂志,2017,26(28):3189 - 3192.

[47] 郭旭光.具有减肥降脂作用的中药[N].上海中医药报,2020 - 06 - 05(004).

[48] 曹昌霞,任世存.肥胖的中药治疗研究进展[J].时珍国医国药,2007(2):502 - 504.

[49] 周勃.肥胖症的中药治疗研究进展[J].内蒙古中医药,2012,31(9):90 - 91.

[50] 孙卉,滕浩,杜密英,等.槲皮素降脂减肥机制研究进展[J].食品工业科技,2019,40(16):349 - 353,362.

[51] 王以撒,李文兰,孙加琳,等.天然产物抗肥胖活性的研究进展[J].中药药理与临床,2021,31(3)1 - 16.

[52] 谢金萍.中医药治疗单纯性肥胖病的研究进展[J].甘肃中医,2008,21(7):62 - 64.

第三章　非酒精性脂肪性肝病和非酒精性脂肪性肝炎

第一节　非酒精性脂肪性肝病

一、疾病简介与流行病学

（一）疾病简介

非酒精性脂肪性肝病（non-alcoholic fatty liver disease，NAFLD）是以肝细胞内脂肪过度沉积为主要特征的临床病理综合征。非酒精性脂肪性肝病已成为最常见的慢性肝病，它涵盖单纯脂肪变性、非酒精性脂肪性肝炎（non-alcoholic steatohepatitis，NASH）、肝纤维化、肝硬化、肝细胞癌等一系列病理过程[1]。

非酒精性脂肪性肝病包括所有的脂肪肝疾病。非酒精性脂肪肝（non-alcoholic fatty liver，NAFL)仅以脂肪变性为特征,非酒精性脂肪性肝炎的特点是有损伤和炎症的组织学证据,可能伴有纤维化,而纤维化还能进一步发展成为肝硬化。

非酒精性脂肪性肝病患者一般情况下是无症状的,通常是在影像学上观察到肝脏脂肪变性的同时偶然发现的。此外,瘙痒、黄疸和肌肉减少提示纤维化的产生,而一旦疾病发展为非酒精性脂肪性肝炎或肝硬化,无论病因如何,其症状都是相似的[1]。

非酒精性脂肪性肝病与代谢综合征（肥胖、2型糖尿病、血脂异常和高血压）密切相关[1]。世界卫生组织（WHO)将体重指数（BMI）$\geqslant 25kg/m^2$定义为超重,BMI$\geqslant 30kg/m^2$定义为肥胖。另外,内脏肥胖是代谢综合征的重要性危险因素,以腰围进行评估肥胖可能更为准确。因此,对于非酒精性脂肪性肝病风险和进展的评估最好结合BMI和腰围进行。

（二）流行病学

在亚洲,非酒精性脂肪性肝病的患病率约为25%,中国的患病率在过去20年翻了一番,相对来说,非酒精性脂肪性肝病在城市人群中最普遍(27%)。在中国,肥胖和代谢综合征被认为是非酒精性脂肪性肝病最重要的危险因素。中国成人的患病率约为 15%,儿童的患病率为 2.1%,而肥胖儿童则为 68.2%。除肥胖以外,非酒精性脂肪性肝病的发病率也与 BMI、三酰甘油、低密度脂蛋白胆固醇的水平呈线性相关;很多非肥胖的人也患有非酒精性脂肪性肝病,而在非肥胖人群中,Patatin 样磷脂酶结构域蛋白 3 多态性等遗传易感因素在非酒精性脂肪性肝病的发生中显得极为重要[2-4]。

二、发病机制

非酒精性脂肪性肝病的病理进展遵循"三重"过程,即脂肪变性、脂毒性和炎症。这些病理生理过程的核心是胰岛素抵抗,而脂肪毒性、炎症、氧化应激和内质网应激等关键因素可导致细胞损伤或细胞死亡,以及加速疾病进展[5]。

(一)"二次打击"学说

为解释非酒精性脂肪性肝病的发病机制,曾提出"二次打击"假说,根据这一传统学说,"第一次打击"可促进肝脏中三酰甘油沉积,这些因素包括高脂饮食、肥胖症和胰岛素抵抗。"第二次打击"可激活炎症级联反应和促进纤维形成,这些因素包括细胞因子、脂肪因子、细菌内毒素、线粒体功能障碍和内质网应激等过程[6]。

(二)胰岛素抵抗

肝脏游离脂肪酸来源于 3 个部分:周围白色脂肪组织的脂解、肝脏中脂肪酸的从头合成和从膳食中吸收的脂肪酸。肝内游离脂肪酸可通过线粒体 β 氧化形成腺苷三磷酸(adenosine triphosphate,ATP)或酮体,也可以在肝细胞内酯化形成三酰甘油作为脂滴,或作为极低密度脂蛋白(very low density lipoprotein,VLDL)颗粒释放到血清中去,但当脂质氧化受损时将进一步加重肝脏胰岛素抵抗(insulin resistance)。神经酰胺在胰岛素抵抗中起重要作用,如抑制神经酰胺合成,可减轻非酒精性脂肪性肝病大鼠的肝脏脂肪变性和纤维化,肝神经酰胺的产生和释放增加,可能介导非酒精性脂肪性肝病影响的肝脏胰岛素抵抗[7-8]。

慢性低度炎症是包括肥胖、非酒精性脂肪性肝病、胰岛素抵抗和 2 型糖尿病在内的代谢性疾病的特征,在非酒精性脂肪性肝病中,促炎细胞因子升高,进而诱导胰岛素抵抗。核因子 κB(NF-κB)作为炎症通路网络的关键因子,调节促炎细胞因子如肿瘤坏死因子-α(TNF-α)和白介素-6(IL-6)的表达。TNF-α 能够激活 NF-κB-JNK 通路,从而抑制胰岛素信号转导。白介素-6 则激活 STAT3 通路来抑制胰岛素信号。脂多糖、游离脂肪酸、晚期糖基化终末产物、炎症细胞因子、氧化应激和

ER 均能激活 NF-κB 激酶亚单位 β 从而诱导胰岛素抵抗。NF-κB 也通过转录诱导蛋白酪氨酸磷酸酶 1B 和细胞因子信号抑制因子 3 影响胰岛素信号传导,它们都可能干扰胰岛素受体底物(insulin receptor substrate,IRS)蛋白的磷酸化状态。此外,Toll 样受体、活性氧(reactive oxygen species,ROS)和内质网应激的激活都可能导致 c-Jun 氨基端激酶(JNK)[7-8]。

针对炎症,炎症小体激活,NOD 样受体热蛋白结构域相关蛋白 3 是目前研究最广泛的炎性小体。炎症小体复合物激活 NOD 样受体(NOD-like receptor,NLR),半胱氨酸蛋白酶-1 与前半胱氨酸蛋白酶-1 形成复合物,最终使细胞分泌白介素-1β(interleukin-1β,IL-1β)和白介素-18(interleukin-18,IL-18)[9]。炎症小体激活的其他途径包括活性氧诱导的硫氧还蛋白(thioredoxin)从硫氧还蛋白相互作用蛋白(thioredoxin-interacting protein,TXNIP)的解离:TXNIP 可以与 NOD 样受体热蛋白结构域相关蛋白 3 相互作用,直接激活炎症小体。炎症小体的激活导致蛋白酶 Caspase-1 的裂解和激活,随后裂解前 IL-1β 和前 IL-18,最终由细胞分泌成熟的 IL-1β 和 IL-18,实验表明,炎症小体激活可加重胰岛素抵抗,促进 NASH 和纤维化的发展[9]。

(三)胆汁酸/法尼酯 X 受体代谢通路

胆汁酸及其代谢产物有助于维持肝内葡萄糖、胆固醇和三酰甘油的稳态。临床前研究表明,胆汁酸可以通过改变法尼酯 X 受体信号通路而促进 NAFL 和 NASH 的发展。初级胆汁酸-鹅去氧胆酸激活法尼酯 X 受体信号,而次级胆汁酸抑制法尼酯 X 受体信号激活的影响,法尼酯 X 受体通过不同的机制调节葡萄糖和脂类代谢,如增加胰岛素敏感性,增加肝糖原的合成。

法尼酯 X 受体也能诱导肝成纤维细胞生长因子 21(FGF-21)的表达和分泌,FGF-21 是一种代谢调节因子,可刺激脂肪组织对葡萄糖的摄取,法尼酯 X 受体的激活可抑制脂肪生成,促进脂肪酸氧化,并影响胆固醇运输。G 蛋白偶联胆汁酸受体(G protein-coupled receptors,TGR5)可以调节肝脏的炎症。胆汁酸可以通过 TGR5-CAMP 依赖的途径,抑制由脂多糖诱导库普弗(Kupffer)细胞产生的细胞因子,如(IL-1α)、IL-1B、IL-6 和肿瘤坏死因子等。激活 TGR5 能够消耗更多能量和减少体重增加。给小鼠使用 TGR5 或法尼酯 X 受体激动剂发现,它能通过抑制脂肪生成、改善高胆固醇血症、诱导能量消耗和减少肝脏炎症来改善非酒精性脂肪性肝病。

同时,胆汁淤积也是非酒精性脂肪性肝病的第二次打击,改善胆汁酸(bile acid)代谢失调是预防和治疗非酒精性脂肪性肝病的一个有吸引力的策略[10]。

胆汁酸的异常生成主要是由细胞色素 450 的激活引起的。胆固醇作为底物积累,导致血脂异常。胆汁酸的缺乏也会影响胆固醇的运输。在三酰甘油代谢方面,胆汁酸可以通过激活法尼酯 X 受体,修饰多种脂代谢相关基因,包括载脂蛋白 C2(apolipoprotein C2,ApoC2)、小异源二聚体伴侣受体(small heterodimer partner,SHP)等的表达。胆汁酸也会影响 T 淋巴细胞、Kupffer 细胞、中性粒细胞和树突状细胞(dendritic cells,DC)等免疫细胞,进而改变趋化因子和细胞因子的分泌,加重肝脏炎症损伤[10]。

(四)内质网应激

慢性内质网应激可通过诱导脂肪新生直接影响肝脏脂质代谢[10-11]。

(五)基因

非酒精性脂肪性肝病的一个特征是疾病进展中患者基因显著变异。非酒精性脂肪性肝病是一种复杂的疾病特征,环境和基因易感性之间的相互作用决定了疾病的表型和影响疾病的进展。近年来,大型候选基因的研究丰富了对非酒精性脂肪性肝病遗传基础的认识。值得注意的是,PNPLA3 变异已被确定为非酒精性脂肪性肝病的主要常见性遗传决定因素。研究证明,在跨膜蛋白 6 超家族 2(transmembrane protein 6 superfamily 2,TM6SF2)、膜结合 O-酰基转移酶结构域 7(membrane-bound o-acyltransferase domain 7,MBOAT7)和葡萄糖激酶调节蛋白基因(glucokinase regulatory protein gene,GCKR)中具有中等效应大小的变异也被证明对非酒精性脂肪性肝病具有显著的作用[12-13]。

(六)微 RNA

在非酒精性脂肪性肝病中的微 RNA(microRNA,miRNAs)中,不仅脂质代谢的调节因子,还有肝脏糖类代谢和脂质代谢途径都可以通过共同的生化底物紧密相连。非酒精性脂肪性肝病中多种代谢途径,包括新生脂肪生成增加、血液中过量脂质的摄取增加、脂质的肝脏输出减少或脂质氧化受损,所有这些代谢过程都受到特定的 miRNA 的严格调控。葡萄糖水平升高会导致新生脂肪生成的发生,非酒精性脂肪性肝病发生的关键病理机制也包括 miRNA 依赖的肝糖酵解、糖异生和糖原代谢的改变。最后,最新研究表明如自噬细胞、内质网应激和未展开的蛋白反应也与脂肪变性的发展有关,而这些因素受到 miRNAs 的控制[13]。

(七)甲状腺

甲状腺激素对肝脏脂肪酸胆固醇两者的合成和代谢具有显著作用,甲状腺功能减退症与非酒精性脂肪性肝病有关,甲状腺激素对肝脂质稳态的大多数作用是通过参与这些稳态途径靶基因的转录调控来发挥作用的。

甲状腺激素刺激脂肪分解,生成游离脂肪酸,游离脂肪酸通过脂肪酸转运蛋白进入肝细胞。甲状腺激素通过调控几个关键的脂肪生成基因(如 *Acc*1、*Fas*、*Me* 和 *Thrsp*)的转录诱导新生脂肪生成。此外,甲状腺激素可通过调节其他转录因子的表达和活性来间接控制肝新生脂肪生成的转录调节,例如固醇调节因子结合蛋白 1C、肝 X 受体和糖类反应因子结合蛋白。在高糖饮食中,DNL 为葡萄糖转运蛋白流入的高水平葡萄糖所驱动,产生游离脂肪酸,再将游离脂肪酸酯化为三酰基甘油,然后包装到极低密度脂蛋白中输出或以细胞内脂质小滴的形式存储[14]。

非酒精性脂肪性肝病的可能发病机制见图 3-1。

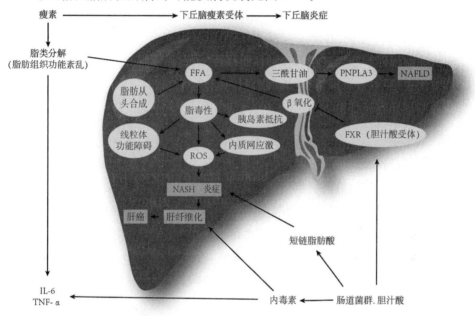

图 3-1 非酒精性脂肪性肝病的可能发病机制

三、诊断

非酒精性脂肪性肝病在组织学上可分为非酒精性脂肪肝和非酒精性脂肪性肝炎,非酒精性脂肪肝的定义是:存在至少 5% 的肝脏脂肪变性且无肝细胞以肝细胞气球形式损伤的证据。为明确诊断非酒精性脂肪性肝病,可采用无创成像方法(如磁共振波谱、纤维扫描)、基于血清的生物标志物、超声、计算机断层扫描(CT)和控制衰减参数(CAP)、肝活体组织检查(肝活检)等[15]。

非酒精性脂肪性肝病的诊断需要有弥漫性肝细胞脂肪变性的影像学或组织学证据,且要排除酒精滥用等可以导致肝脂肪变的其他病因。非酒精性脂肪性肝病的评估包括定量肝脂肪变性和纤维化程度,判断有无代谢和心血管危险因素、有无肝脏炎症损伤以及是否合并其他原因的肝病[15]。

（一）影像学检查

影像学检查可以检测到肝脏脂肪和纤维化的特征。当肝脏脂肪变性超过33%时,超声检查的灵敏度为100%,CT的灵敏度为93%。然而,超声和CT的灵敏度随着脂肪变性的程度而降低。控制衰减参数是一种检测和定量脂肪变性的新技术,常规超声和CT只能确定是否存在脂肪变性,而控制衰减参数能够提供肝脏脂肪变性的数值和进行持续性评估。磁共振光谱学是检测肝脏脂肪变性最敏感的无创方法,其检测脂肪变性的准确率为100%[16]。

磁共振成像（MRI）质子密度脂肪分数（MRI Proton density fat fraction, MRI-PDFF）,这是一种较新的成像方法,它可以对整个肝脏进行脂肪映射,并得出与肝脏活检密切相关的结果。研究表明,MRI-PDFF在评估肝脏脂肪含量方面优于活检,而且在临床试验中,MRI-PDFF越来越多地被用作一种定量的、无创的、基于图像的生物标志物来更好地描述NASH。确认脂肪变性存在的影像学检查有助于确定非酒精性脂肪性肝病的诊断,只要排除其他检查异常和肝脏脂肪变性的原因,所有疑似非酒精性脂肪性肝病的患者都应进行影像学检查[16]。

目前,一些成像技术已经发展起来,以促进对纤维化程度评估,包括基于超声的瞬变弹性成像,它使用低振幅剪切波来评估肝脏刚度。磁共振弹性成像在鉴别轻度和晚期纤维化方面比瞬态弹性成像更敏感,并且在研究中与组织学高度相关。声辐射力脉冲弹性成像是一种正在发展中的基于超声的技术,初步研究表明其精度与瞬态弹性成像类似[16]。

（二）风险评分系统和生物标志物

生物标志物和风险评分系统,允许非侵入性诊断非酒精性脂肪性肝病和评估纤维化。角蛋白18是凋亡的循环标记物,也是鉴定非酒精性脂肪性肝炎最常用的标记物[15]。已经开发了几种风险评分系统来确定非酒精性脂肪性肝病的严重程度。这些指标包括非酒精性脂肪性肝病纤维化评分和血清生物标志物等。

（三）肝活检

肝活检尽管有其局限性,但仍是非酒精性脂肪性肝病诊断和预后的"金标准"。如果对非酒精性脂肪性肝病的诊断存在不确定性,如同时存在慢性肝病,在自身抗体显著阳性的情况下,应进行活检,以排除自身免疫性肝炎。如果非侵入性指标不能区分脂肪变性和脂肪性肝炎,则应进行活检,同时非酒精性脂肪性肝炎患者需要更积极的治疗,肝硬化患者除了应增加肝硬化随访外,还需要筛查肝细胞癌。此外,如果影像学研究和评分系统不能确定纤维化的程度,则应进行活检以评估疾病的严重程度,因为以影像学为基础的检查在区分肝充血或明显的炎症和纤维化方面并不理想,对于右心衰患者,建议测量肝静脉压力梯度并结合活检来确定门静脉高压。

最后,可以通过临床因素(如年龄、BMI)和非侵入性纤维化测量来评估非酒精性脂肪性肝炎、肝硬化进展的风险。如果无法进行磁共振弹性成像或纤维扫描,中度或高风险进展的患者应考虑进行肝活检。因此,疑似非酒精性脂肪性肝病患者应考虑进行肝活检,以排除其他原因,如自身免疫性肝炎[16-17]。

四、临床用药与防治

非酒精性脂肪性肝病的发生发展涉及多种机制,如细胞内脂质积聚、胰岛素抵抗、线粒体功能障碍、氧化应激、胆汁酸代谢、内质网应激和炎症等。随着对非酒精性脂肪性肝病病因病机的了解,现已发现了多种改善非酒精性脂肪性肝病的药物疗法[18]。

(一)胰岛素代谢

1. 双胍类药物/GLP-1 激动剂

(1)双胍类药物:二甲双胍是治疗 2 型糖尿病的一线药物,因为它能改善胰岛素敏感性和减轻体重,且无低血糖风险。机制涉及 AMP 激活蛋白激酶或改变肝细胞胞浆、线粒体氧化还原状态,从而减少肝糖异生[18]。

(2)GLP-1 是一种肠促胰岛素激素,由肠内细胞在进食后分泌。胰外组织都存在 GLP-1 受体。GLP-1 通过刺激胰腺分泌胰岛素来调节血糖水平,同时以葡萄糖依赖的方式抑制胰高血糖素的分泌。此外,GLP-1 可以通过促进体重减轻(胃排空延迟,食欲抑制)来影响胰岛素抵抗[19]。

(3)利拉鲁肽与新生脂肪生成、β-氧化和胰岛素抵抗(全身、脂肪和肝脏)的改善有关,并能够增加极低密度脂蛋白的清除。52 例活检证实的非酒精性脂肪性肝炎患者使用 GLP-1 激动剂的Ⅰ期随机对照试验(randomized controlled trial,RCT)结果显示,实验期间,每日接受 1.8mg 利拉鲁肽治疗的患者非酒精性脂肪性肝炎得到缓解,且没有进一步的恶化[19]。

(4)两项 RCT 评估了艾塞那肽在非酒精性脂肪性肝病患者中的应用,数据显示艾塞那肽对肝脏脂肪变性和血清转氨酶有良好的作用。心血管事件研究的结果同样证明,GLP-1 激动剂的安全性是可靠的,未来的研究将有助于确定 GLP-1 激动剂对非酒精性脂肪性肝病的影响是否独立于对减肥和血糖控制的影响[19]。

2. 过氧化物酶体增殖物激活受体-α/δ 激动剂

过氧化物酶体增殖物激活受体 γ（peroxisome proliferation activated receptor γ，PPAR-γ）是一种受配体激活的核受体，与维甲酸 X 受体（retinoic acid X receptor，RXRα）形成异二聚体并调控基因转录，PPAR-γ2 是脂肪组织中表达的主要亚型。

（1）Elafibranor 是一种双 PPAR-α 和 PPAR-γ 激动剂，可以改善非酒精性脂肪性肝病。PPAR-α 在肝脏中高度表达，并在肝脏的脂质和脂蛋白代谢中起着关键作用。PPAR-γ 分布广泛，主要分布于骨骼肌、肾脏、巨噬细胞和胃肠道。PPAR-γ 酶调节游离脂肪酸氧化，改善胰岛素敏感性，有助于维持脂质和葡萄糖在体内的平衡，并具有抗感染作用[20]。

（2）吡格列酮可以改善非酒精性脂肪性肝病，其能有效转变脂肪变性、降低炎症[20]。

（3）噻唑烷二酮通过 PPAR-γ 介导的脂联素转录而改善胰岛素抵抗，从而对非酒精性脂肪性肝病起到一定的治疗作用[20-21]。

（二）胆汁酸代谢——法尼酯 X 受体激动剂

法尼酯 X 受体是一种被胆汁酸激活的核受体。它在肠道、肝脏、肾脏和肾上腺中高度表达。法尼酯 X 受体可以结合 DNA 反应元件来参与调控多种代谢途径基因的转录。法尼酯 X 受体的激活将抑制通过参与 *SREBP*-1 和 *ChREBP* 的基因表达，这有助于降低脂质水平，同时促进外周血液 VLDL 的清除，法尼酯 X 受体的激活还促进了肝再生，抑制糖异生并促进糖原合成[19]。

鹅去氧胆酸的半合成衍生物奥贝胆酸是一种很有前途的非酒精性脂肪性肝炎候选药物。奥贝胆酸能够激活法尼酯 X 受体，临床应用于各种肝病，包括胆道闭锁、原发性胆管炎、非酒精性脂肪性肝病、非酒精性脂肪性肝炎、原发性硬化性胆管炎等。奥贝胆酸治疗可显著减少肝糖异生和脂肪生成。同时肝细胞的炎症反应也能得到抑制。此外，奥贝胆酸诱导的法尼酯 X 受体激活也可以减轻肠道炎症[22]。

（1）其他几种针对法尼酯 X 受体的非酒精性脂肪性肝病药物目前正在开发中（Ⅰ～Ⅲ期临床试验）。许多制药公司已经使用第一种非甾体和选择性法尼酯 X 受体激动剂 GW4064 作为新型法尼酯 X 受体激动剂的结构模板。然而，到目前为止，只有一种化合物 px-104 进入临床试验（目前在非酒精性脂肪性肝病患者中处于Ⅱ期）。此外，Tropifezor 也已进入 NASH 和原发性胆汁性肝硬化的Ⅱ期临床试验[22]。

（2）熊脱氧胆酸及其衍生物，熊脱氧胆酸是治疗原发性胆汁性肝硬化和原发性硬化性胆管炎的选择性法尼酯 X 受体激动剂。熊脱氧胆酸已被用于多种临床情况。脱氧胆酸是一种侧链较短的熊脱氧胆酸衍生物,比熊脱氧胆酸更亲水,因此对肝细胞和胆管细胞的毒性更小[23]。

(3)针对非酒精性脂肪性肝病的胆汁酸其他核受体有几种候选药物,如维生素 D 受体是一种位于肠道内的胆汁酸传感器。维生素 D 通过其活性形式 $1\alpha,25-$二羟基维生素 D 在保护肝脏免受胆汁酸毒性中发挥重要作用[19-23]。

(三)脂质代谢

1. PPAR-α 激动剂

PPAR-α 是胆汁酸生物合成的重要调节因子。PPAR-α 配体(如非诺贝特和苯扎贝特)能有效抑制 TG 合成,而非酒精性脂肪性肝病治疗的主要目的是减少肝细胞中 TG 的积累[23]。

2. 新型 PPARs-α/γ/δ 和 GPR40 四重激动剂 RLA8

RLA8 具有 PPARs-α/δ/γ 和 GPR40 四重激动剂活性,且具有很好的降脂功能,为非酒精性脂肪性肝炎候选药物。PPARs 是一类核受体,它包括 α、γ 和 δ 3 种亚型,在代谢稳态调节、免疫炎症和细胞分化等过程中起关键作用。

(四)靶向抗氧化剂、抗炎药物和调节肠道菌群

1. 抗氧化剂

(1)维生素 E 是一种具有抗氧化性功能的脂溶性维生素,可预防氧化应激,改善肝脏脂肪变性和炎症。此外,长期服用维生素 E 可能会增加出血性卒中和前列腺癌的风险。

(2)谷胱甘肽被发现可减少非酒精性脂肪性肝病患者的肝脏脂肪变性。

(3)肉碱是线粒体游离脂肪酸氧化的调节剂,在肝细胞中具有抗氧化活性。在一项随机、对照、双盲试验中,肉碱-乳清酸联合治疗 12 周可以改善非酒精性脂肪性肝病患者的肝脏脂肪变性。

(4)甜菜碱是另一种抗氧化剂,是一种胆碱代谢物,可增加 S-腺苷蛋氨酸含量,降低氧化应激,但目前不推荐在临床上使用。

(5)槲皮素或艾塞那肽可激活线粒体自噬以改善肝脏脂肪变性和减少氧化应激。

2. 抗炎药物

如己酮可可碱是一种甲基黄嘌呤衍生物,是一种非选择性磷酸二酯酶抑制剂,可抑制肿瘤坏死因子-α 的合成,可作为非酒精性脂肪性肝病/非酒精性脂肪性肝炎的治疗选择药物。

3.肠道微生物

肠道菌群参与了胰岛素抵抗、肝脏脂肪变性、坏死性炎症的发生。其中的益生菌可改善非酒精性脂肪性肝病/非酒精性脂肪性肝炎,益生菌治疗可有效降低血清三酰甘油和促炎细胞因子水平,提高非酒精性脂肪性肝病患者的胰岛素敏感性[25]。

(五)甲状腺激素类似物

甲状腺激素水平的降低与人类肝细胞癌的发生率增加有关。此外,甲状腺激素已被证明在肝细胞癌中具有抗肿瘤作用。而肝细胞癌容易发生在非酒精性脂肪性肝炎患者中,NASH 患者中存在肝细胞癌,而肝细胞癌患者存在促甲状腺激素释放激素突变。首要的假设是甲状腺激素可以通过抑制 WNT 信号,细胞周期蛋白依赖性激酶 2 和细胞周期蛋白 E 的表达以及刺激转化生长因子-β(transforming growth factor-β, TGF-β)信号来抑制肿瘤[14]。

甲状腺激素 β 受体是一种主要在肝脏表达的甲状腺素受体。甲状腺激素 β 受体激活可促进肝脏胆固醇和脂肪的代谢。因此,甲状腺激素 β 受体特异性激动剂可以减少肝脏脂肪变性,MB07811 是一种口服甲状腺激素 β 受体特异性激动剂,能够靶向肝脏以减少大鼠和小鼠的肝脂肪变性。MB07811 通过提高肝脏 β-氧化,线粒体呼吸速率和参与 β-氧化的基因表达来减少肝三酰甘油。

(六)中药

肝癖是因肝失疏泄,脾失健运,痰、浊瘀积于肝引起以胁胀或痛、右胁下肿块为主要临床表现的疾病[26]。

丹参一直被用于治疗肝脏疾病。研究表明,丹参可改善体内非酒精性脂肪性肝病模型的肝脏炎症、脂肪变性和纤维形成。白藜芦醇是一种天然多酚类化合物,过去相关研究表明,白藜芦醇具有抗炎、改善脂肪变性的药理作用,且对非酒精性脂肪性肝炎也具有一定程度的治疗作用[27]。芦丁是一种天然黄酮类化合物,具有抗细胞氧化应激和调节脂质代谢的作用,可改善非酒精性脂肪肝[28]。

参考文献

[1] ANSTEE Q M,REEVES H L,KOTSILITI E,et al. From NASH to HCC: current concepts and future challenges[J]. Nat Rev Gastroenterol Hepatol, 2019,16(7):411-428.

[2] WANG X J,MALHI H. nonalcoholic fatty liver disease[J]. Ann Intern Med,2018,169(9):65-80.

［3］ YOUNOSSI Z M. Non-alcoholic fatty liver disease-A global public health perspective［J］. Hepatol,2019,70(3):531 - 544.

［4］ FAN J G,KIM S U,WONG V W. New trends on obesity and NAFLD in Asia［J］. Hepatol,2017,67(4):862 - 873.

［5］ UDELSMAN B V,COREY K E,LINDVALL C,et al. Risk factors and prevalence of liver disease in review of 2557 routine liver biopsies performed during bariatric surgery［J］.Surg Obes Relat Dis,2019,15(6): 843 - 849.

［6］ HUANG T D,BEHARY J,ZEKRY A.Non-alcoholic fatty liver disease:a review of epidemiology, risk factors,diagnosis and management［J］. Int Med,2020,50(9):1038 - 1047.

［7］ WONG V W,CHITTURI S,WONG G L,et al.Pathogenesis and novel treatment options for non-alcoholic steatohepatitis［J］.Lancet Gastroenterol Hepatol，2016,1(1):56 - 67.

［8］ ZHANG X,JI X,WANG Q,et al. New insight into inter-organ crosstalk contributing to the pathogenesis of non-alcoholic fatty liver disease (NAFLD)［J］. Protein Cell，2018,9(2):164 - 177.

［9］ ZHANG C H,ZHOU B G,SHENG J Q,et al. Molecular mechanisms of hepatic insulin resistance in nonalcoholic fatty liver disease and potential treatment strategies［J］. Pharmacol Res，2020,159:104984.

［10］ YU Q,JIANG Z,ZHANG L. Bile acid regulation:A novel therapeutic strategy in non-alcoholic fatty liver disease［J］. Pharmacol Ther，2018, 190:81 - 90.

［11］ LEBEAUPIN C,VALLÉE D，HAZARI Y,et al. Endoplasmic reticulum stress signalling and the pathogenesis of non-alcoholic fatty liver disease ［J］. Hepatol，2018,69(4):927 - 947.

［12］ ESLAM M,VALENTI L,ROMEO S. Genetics and epigenetics of NAFLD and NASH:Clinical impact［J］. Hepatol，2018,68(2):268 - 279.

［13］ GJORGJIEVA M,SOBOLEWSKI C,DOLICKA D,et al. miRNAs and NAFLD:from pathophysiology to therapy［J］. Gut,2019,68(11):2065 - 2079.

［14］ SINHA R A,SINGH B K,YEN P M. Direct effects of thyroid hormones on hepatic lipid metabolism[J]. Nat Rev Endocrinol,2018,14(5):259 - 269.

[15] 中华医学会肝病学分会脂肪肝和酒精性肝病学组,中国医师协会脂肪性肝病专家委员会.非酒精性脂肪性肝病防治指南(2018 更新版)[J].传染病信息,2018,31(5):393 - 402,420.

[16] WANG X J, MALHI H.Nonalcoholic fatty liver disease[J]. Ann Intern Med，2018,169(9):65 - 80.

[17] DULAI P S,SIRLIN C B,LOOMBA R. MRI and MRE for non-invasive quantitative assessment of hepatic steatosis and fibrosis in NAFLD and NASH：Clinical trials to clinical practice[J]. Hepatol，2016,65(5):1006 - 1016.

[18] MUSSO G,CASSADER M,GAMBINO R. Non-alcoholic steatohepatitis：emerging molecular targets and therapeutic strategies[J]. Nat Rev Drug Discov,2016,15(4):249 - 274.

[19] STEFAN N，HÄRING H U，CUSI K. Non-alcoholic fatty liver disease：causes，diagnosis, cardiometabolic consequences，and treatment strategies[J]. Lancet Diabetes Endocrinol,2019,7(4):313 - 324.

[20] VILAR-GOMEZ E, CHALASANI N. Non-invasive assessment of non-alcoholic fatty liver disease：Clinical prediction rules and blood-based biomarkers[J].Hepatol，2018,68(2):305 - 315.

[21] TSOCHATZIS E A,NEWSOME P N. Non-alcoholic fatty liver disease and the interface between primary and secondary care [J]. Lancet Gastroenterol Hepatol,2018,3(7):509 - 517.

[22] DULAI P S,SIRLIN C B,LOOMBA R. MRI and MRE for non-invasive quantitative assessment of hepatic steatosis and fibrosis in NAFLD and NASH:Clinical trials to clinical practice[J]. Hepatol，2016,65(5):1006 - 1016.

[23] FRIEDMAN S L,NEUSCHWANDER-TETRI B A,RINELLA M,et al. Mechanisms of NAFLD development and therapeutic strategies[J]. Nat Med，2018,24(7):908 - 922.

[24] KHAN R S,BRIL F,CUSI K,et al.Modulation of insulin resistance in nonalcoholic fatty liver disease[J].Hepatol,2019,70(2):711 - 724.

［25］ALBILLOS A，DE GOTTARDI A，RESCIGNO M. The gut-liver axis in liver disease：pathophysiological basis for therapy［J］. Hepatol，2020，72（3）：558－577.

［26］童光东，邢宇锋，周晓玲，等.肝癖(非酒精性脂肪性肝炎)诊疗方案［J］.中国肝脏病杂志(电子版)，2021，13(1)：1－9.

［27］周蕊.白藜芦醇通过 SIRT1/ATF6 调节脂滴蓄积的作用及机制研究［D］.重庆：中国人民解放军陆军军医大学，2018.

［28］LIU Q，PAN R，DING L，et al. Rutin exhibits hepatoprotective effects in a mouse model of non-alcoholic fatty liver disease by reducing hepatic lipid levels and mitigating lipid-induced oxidative injuries ［J］. Int immunopharmacol，2017，49：132－141.

第二节　非酒精性脂肪性肝炎

一、疾病简介与流行病学

(一)疾病简介

非酒精性脂肪性肝炎是非酒精性脂肪性肝病的炎症亚型,其特征伴有脂肪变性、肝细胞损伤(气球状样变)和炎症、纤维化等。虽然非酒精性脂肪性肝炎在临床上常无症状,但随着时间的推移,非酒精性脂肪性肝炎可能发展为肝硬化。肥胖是非酒精性脂肪肝疾病以及其发展为脂肪性肝炎的主要因素[1]。

(二)流行病学

亚洲的非酒精性脂肪性肝炎患病率为 2%～3%,肥胖病的流行也与非酒精性脂肪肝疾病的患病率和严重程度密切相关[2-3]。全球 850 万成年人中非酒精性脂肪性肝病的患病率为 25%。患病率最高的地区是中东地区(32%),其次是南美(31%)、亚洲(27%)、北美(24%)、欧洲(24%),最后是非洲(14%)。在经活检证实的非酒精性脂肪性肝病的患者中,合并非酒精性脂肪性肝炎的患病率为 59%,这加重了全球疾病的负担[4]。

二、发病机制

在糖类和脂肪酸底物超载或脂肪酸代谢途径受损的情况下,脂肪酸可能会促进脂毒性物质(如二酰基甘油、神经酰胺、溶血磷脂酰胆碱类)介导内质网应激,导致线粒体功能障碍,氧化应激、肝细胞损伤,炎症和细胞凋亡,从而产生非酒精性脂肪性肝炎的组织学表型[5]。与此同时,肠道屏障功能的障碍会上调循环系统中细菌和相关病原体水平,进而激活肝脏炎症细胞,诱导炎症反应。此外,肝脏炎症性的易感性程度取决于遗传因素和表观遗传背景[6-7]。

(一)"打击"学说

1."二次打击"假说

脂肪变性意味着"第一次打击",经过"第一次打击",肝脏对"第二次打击"介导的损伤变得更为敏感,如炎症性细胞因子、脂肪因子、氧化应激和线粒体功能障碍等,进而导致脂肪性肝炎、肝纤维化和肝硬化,其中高水平的氧化应激会降低成熟肝细胞的增殖能力,从而降低肝脏的内源性修复能力。

2."三命中"假说

氧化应激降低了成熟肝细胞的增殖能力,从而募集了其他肝再生途径。例如,肝祖细胞,这些细胞具有分化为胆管细胞和肝细胞的能力,并有助于肝脏修复。因此,肝祖细胞的增殖受损代表了非酒精性脂肪性肝炎发病机制中拟议的"第三次打击"[8]。

(二)非酒精性脂肪性肝炎发病机制的底物超负荷肝损伤

非酒精性脂肪肝和非酒精性脂肪性肝炎的致病过程中,糖类和脂肪酸过载时,会导致有毒脂质的累积。

游离脂肪酸的增多对于非酒精性脂肪性肝炎的发病机制至关重要。其来源主要有以下3种:①脂肪组织中三酰甘油酯解后再通过血液输送至肝脏;②脂肪从头合成,③肝细胞将多余的糖类(尤其是果糖)转化为脂肪酸。

当通过β-氧化或三酰甘油形成对脂肪酸的处理不足时,脂肪酸会逐渐形成具有脂毒性的物质,这些物质将导致内质网应激、氧化应激和炎性体活化。这些过程最终导致了肝细胞损伤、炎症、星状细胞活化和过量细胞外基质的逐步积累的非酒精性脂肪性肝炎表型。

1.肝脏中的脂肪酸

肝脏中的脂肪酸与脂肪酸结合蛋白1(fatty acid binding protein 1,FABP-1)非共价结合,且主要通过线粒体β氧化或通过酯化代谢形成三酰甘油。有的非酒精性脂肪性肝炎患者的肝脏存在线粒体功能障碍和β氧化受损的问题。一些研究表明,过多的三酰甘油也可能导致代谢异常,而不是仅仅标志这些异常反应。极低密度脂蛋白在肝细胞中形成脂质滴时,三酰甘油无法从肝脏输出到血液中,这也是非酒精性脂肪性肝病的主要特征之一。

2. 炎性小体

炎性小体是一种多蛋白细胞质复合物,对危险相关分子模式有反应。在这种情况下,该分子模式包括饱和脂肪酸(DNL 的产物),也包括病原体相关分子蛋白(肠道菌群的产物),其经过门脉循环传递到肝脏。肝脏中的肝炎性小体的激活会上调促炎性细胞因子(如 IL-1β 和 IL-18)的表达,引发炎症反应;炎性小体可能是非酒精性脂肪性肝炎潜在治疗靶标[9-10]。

3. 胰岛素抵抗

胰岛素抵抗是非酒精性脂肪性肝病的共同特征,其揭示了非酒精性脂肪性肝炎发病机制。

4. 肠道微生物

肠道微生物的改变与非酒精性脂肪性肝炎(NASH)的发生发展有密切关系。肠道微生物在 NASH 的发生发展进程中发挥了重要作用,肠道菌群可以通过"肠-肝轴"影响 NASH 的发生发展,肠道菌群失调,会导致肠道中革兰氏阴性菌增加,其细胞壁成分脂多糖(lipopolysaccharide,LPS)分泌大量增加,产生大量内毒素,破坏肠道黏膜,血液里内毒素浓度升高,引起肠源性内毒素血症(intestinal endotoxemia,IETM);内毒素不仅可以对肝细胞造成直接损害,造成其代谢功能紊乱,还可以通过模式识别受体识别后介导 Toll 样受体 4(TLR4)信号通路活化 NF-κB 等转录因子,促进 TNF-α、IL-6 等炎性因子的产生,诱导 NASH 的发生。微生物组的改变可能导致肠道通透性增加,这可能会放大许多肠道源性效应[10]。

5. 内质网应激

内质网应激是凋亡、坏死和其他形式肝细胞死亡的重要触发器,因此是导致非酒精性脂肪性肝炎、肝纤维化和肝细胞癌的潜在炎症加速器。在非酒精性脂肪性肝炎中,内质网应激能够驱动 NF-κB 和 JNK。例如,NF-κB 的激活是诱导炎症反应的关键,在非酒精性脂肪性肝炎中,NF-κB 被认为在肝损伤、肝纤维化甚至促进肝细胞癌进展之间起着核心作用。在脂肪变性期间,脂肪酸和 Ca^{2+} 超载改变线粒体功能,将导致活性氧的产生增加,促进了甘油-3-磷酸和脂肪生成,从而加剧脂肪变性[11]。

6. 氧化应激

氧化应激是慢性肝病的共同特征,在 NASH 进展中起关键作用。活性氧也可破坏溶酶体膜,导致溶酶体膜过度通透化,蛋白酶(如组织蛋白酶)被释放到细胞质中,从而触发肝细胞的凋亡和坏死。非酒精性脂肪性肝病患者中,氧甾醇含量增加;氧化应激的增加会导致过度生成氧甾醇,其具有促凋亡、促炎症和促纤维形成的作用[12]。

7. 细胞凋亡

作为非酒精性脂肪性肝炎患者肝脏的特征之一,细胞凋亡被认为是非酒精性脂肪性肝炎发展过程中的一个关键性过程。在肝细胞中,游离脂肪酸的内流增加及其脂肪毒性作用可诱导溶酶体膜通透性,导致细胞凋亡。

8. 自噬

自噬参与了非酒精性脂肪性肝炎的病理进程,可以调控细胞凋亡等细胞死亡途径,参与细胞从脂肪变性向非酒精性脂肪性肝炎的转变。此外,肝自噬的减弱可能导致无法充分清除受损的线粒体(线粒体自噬),这可能会导致氧化应激产生,或线粒体因子释放,从而进一步触发非酒精性脂肪性肝炎细胞凋亡[13]。

9. 核受体

核受体包括过氧化物酶体增殖物激活受体 α(PPARα)、PPARδ 和 PPARγ,肝脏 X 受体 α(LXRα)和 LXRβ,法尼酯 X 受体,孕烷 X 受体(PXR)和组成性雄烷受体(constitutive androstane receptor,CAR)等,这些受体与机体的能量代谢和营养控制相关。它们的配体包括核孔渗透亲脂性内源物质,其主要来源于脂肪酸、二十烷类化合物、氧甾醇和胆汁酸等营养物质,以及外源性化学物质。脂肪组织脂解和氧甾醇中的游离脂肪酸可能作为天然的核受体配体,在非酒精性脂肪性肝病的脂代谢和炎症调节中起主要作用。多不饱和脂肪酸(polyunsaturated fatty acid,PUFAs),能够激活 PPARα,诱导脂肪酸氧化和胰岛素敏化相关基因的表达,并下调 NF-κB 蛋白水平,这可能对非酒精性脂肪性肝炎患者有益[14]。

10. 肝因子

非酒精性脂肪性肝炎患者富含脂肪或受损的肝细胞会释放危险相关分子,如高速泳动组蛋白 B1(high mobility group protein B1,HMGB1)、热休克蛋白(heat shock protein,HSP)、ATP、游离 RNA 和 DNA、线粒体 DNA 和透明质酸以及细胞外囊泡,这些囊泡可以填充毒性脂肪酸或趋化因子。肝细胞也释放肝因子(如胎素 A、胎素 B 和 IL-8),诱导促炎信号和肝胰岛素抵抗,激活的库普弗(Kupffer)细胞通过释放多种细胞因子和趋化因子[包括 IL-1β、IL-18、趋化因子 C-C 基序 2(chemokine C-C motif higand 2,CCL2)、CCL5、肿瘤坏死因子(tumor necrosis factor,TNF)、CXC 趋 化 因 子 配 体 1(chemokine CXC motif higand 1,CXCL1)、CXCL2、CXCL9、CXCL10 和 CXCL11]诱导肝细胞的脂肪毒性、脂肪变性、细胞死亡和胰岛素抵抗[15]。

11. 脂肪毒性

脂肪变性是指脂肪在肝细胞内的堆积,非酒精性脂肪肝和非酒精性脂肪性肝炎均存在脂肪变性。当脂肪的输入或合成超过脂肪输出或降解时,就会导致脂肪变性。三酰甘油是脂肪肝中最明显的脂肪类型。因此,三酰甘油的积累程度一直是判断非酒精性脂肪性肝病脂肪变性严重程度的依据[16]。

此外,积聚在脂肪肝中的一些其他类型的脂质(如脂肪酸、二酰甘油、氧甾醇、胆固醇和磷脂)则会损伤肝细胞。脂类还可以通过多种机制来引起毒性。例如,脂质代谢过程中可导致脂毒性,线粒体和过氧化物酶体的脂肪酸氧化生成的活性氧可能立即产生毒性,或破坏抗氧化平衡,使肝细胞更容易受到氧化应激因素的影响。因此,阻断脂毒性脂质积累的干预措施可能用于预防或治疗非酒精性脂肪性肝炎[16]。

12.肝脏铁含量

铁积聚可加重肝脏氧化应激,肝铁含量对个体间差异的因素很敏感,两个接触相同脂肪酸和相同肝铁含量的人最终可能有不同程度的脂肪毒性[16-18]。

三、诊断

(一)影像学评估

大多数成像模态在非酒精性脂肪性肝炎的检测中表现不佳,且对于单独检测非酒精性脂肪性肝炎可能并不可靠。然而,在评估肝硬度作为基于定量成像的生物标记物以检测和定量非酒精性脂肪性肝病患者肝纤维化的作用方面,已经取得了重大进展。

1.肝脏弹性测量技术

肝脏弹性测量技术是一种弹性成像方法,可估计肝硬度。肝硬度测量可替代肝纤维化分期的预估。

2.超声共振强制脉冲成像和实时二维剪切波弹性成像技术

超声共振强制脉冲成像(ultrasound resonance forced pulse imaging,ARFI)弹性成像已集成到常规超声设备中,并提供了剪切波速度中肝硬度的估计值。实时二维剪切波弹性成像技术(shear wave elastography,SWE)是一项 FDA 批准的技术,可将超声成像应用于肝硬度评估。

通常,与超声瞬时弹性成像相比,SWE 和 ARFI 对肝纤维化的评估更好、更可靠。但是,目前在非酒精性脂肪性肝炎患者中使用这些设备的数据和经验有限,需要进一步研究以确定其作用,并帮助建立质量标准,以便可以将 ARFI 和 SWE 读数标准化[19]。

3. 超声

对于肝功能检查结果异常且担心肝脏脂肪变性的患者,肝脏超声应是首选影像学检查。在被确定脂肪变性的患者中,那些肥胖或有糖尿病前期或 2 型糖尿病、高血压、高三酰甘油血症或代谢综合征的患者以及老年人患非酒精性脂肪性肝炎的风险更高。然而,没有这些危险因素的患者也可能患非酒精性脂肪性肝炎。

4. 磁共振弹性成像

磁共振成像是评估肝脏脂肪变性最敏感的方法之一,但其成本明显高于超声。而且这些成像方式不仅不能区分非酒精性脂肪性肝病和非酒精性脂肪性肝炎,而且它们对晚期纤维化患者的识别能力有限。因此,最有效的方法是使用超声瞬时弹性成像(如纤维扫描)和磁共振弹性成像[19]。

5. 控制衰减参数

控制衰减参数是一种新的方法,控制衰减参数联合超声瞬时弹性成像,有可能作是一种简单的筛查疑似非酒精性脂肪性肝病患者的方法。

6. 肝活检

肝活检是目前唯一被接受的用于区分非酒精性脂肪性肝炎和单纯脂肪变性(即非复杂性非酒精性脂肪性肝病)的可靠方法。肝活检几乎是非酒精性脂肪性肝炎治疗临床试验的普遍要求,且是最被接受的监测治疗进展的方法。活检也有助于为患者提供预后信息,但对每个非酒精性脂肪性肝病患者进行肝活检是不可行、不划算,也没有必要的。同时,肝活检也有局限性。虽然通常耐受性很好,但它会带来疼痛和并发症,如出血、感染、胆漏、其他器官损伤和罕见的死亡风险(0.01%)。活检充分性、取样错误和病理学家经验都会影响诊断的完整性[19-20]。

(二)血清生物标志物检测

1. 细胞角蛋白 18

细胞角蛋白 18 是诊断非酒精性脂肪性肝炎相对有效的无创方法之一,可用于非酒精性脂肪性肝炎患者的筛查[27-28]。

2. 炎症因子

诊断非酒精性脂肪性肝炎的炎性细胞因子主要包括 TNF-α、IL-8、超敏 C 反应蛋白(high-sensitivity C-reactive protein,HS-CRP)、穿透素 3 等。

3. 脂肪细胞因子

脂肪细胞因子包括成纤维细胞生长因子 21(FGF-21)、脂联素、瘦素、抵抗素和维生素结合蛋白 4 等。FGF-21 是诊断非酒精性脂肪性肝炎的一种潜在生物标志物。其他脂肪细胞因子尚存在争议,可能是潜在标志物[27-28]。

四、临床用药与防治

非酒精性脂肪性肝炎是一种异质性疾病,具有相应复杂的病理生理学,可能在患者之间具有差异性。这种异质性和复杂性使得寻找一种单一的药物来有效治疗大多数患者成为一项挑战[29-30]。

(一)胰岛素抵抗

总的来说,考虑到胰岛素抵抗是非酒精性脂肪性肝炎发病机制的核心因素,因此,改善胰岛素敏感性的药物是可靠的治疗候选药物。

1. Elafibranor

Elafibranor 是一种 PPARγδ 激动剂,可改善非酒精性脂肪性肝炎[30]。

2. 噻唑烷二酮类

噻唑烷二酮类通过激活 PPARγ 在肝脏、肌肉和脂肪组织中的作用,从而改善胰岛素抵抗。

3. 脂联素

脂联素是一种胰岛素增敏和抗脂肪生成的脂肪因子,可增加肝脏和肌肉中的脂肪酸 β 氧化,改善胰岛素敏感性。

4. 肠促胰岛素

胰高血糖素样肽 1 受体激动剂(glucagon-like peptide 1 receptor antagonist,GLP-1RAs)。GLP-1RAs 对糖脂代谢有广泛的影响,可增强胰岛素分泌、降低胰高血糖素、影响中枢神经系统对食欲的影响等[30]。

5. BMS-986026

BMS-986026 是一个重组聚乙二醇化 FGF-21 类似物,也被鉴定在代谢调节中具有有效作用。这种 FGF-21 类似物通过增加脂联素表达、改善胰岛素敏感性和减少脂肪生成而对代谢有积极作用[30]。

6. 二甲双胍

二甲双胍是一种能够起到减轻体重和改善胰岛素抵抗作用的药物。二甲双胍可以减少肝气球样变,同时还可以改善肝酶活性[30]。

(二)脂质代谢

1. 乙酰辅酶 A 羧化酶抑制剂

乙酰辅酶 A 羧化酶抑制剂(acetyl CoA carboxylase,ACC)在调节脂肪酸代谢中起关键作用,乙酰辅酶 A 羧化酶抑制剂对血脂异常和肝脏新生脂肪生成有良好的作用[32]。

2.硬脂酰辅酶 A 去饱和酶 1 抑制剂

硬脂酰辅酶 A 去饱和酶 1（stearoyl-CoA desaturase 1，SCD1）是肝脏中单不饱和脂肪酸生物合成中的限速酶，Aramchol 可作为 SCD1 的抑制剂，可影响脂肪生成[30]。

3.脂肪酶抑制剂

尽管与二甲双胍相似，奥利司他是另一种减肥药，但已被证明可以改善肝功能测试和脂肪变性。

（三）胆汁酸代谢

1.法尼酯受体激动剂

奥贝胆酸是鹅去氧胆酸的半合成衍生物，是法尼酯 X 受体的强效激活剂。OCA 在非酒精性脂肪性肝炎常见的几种代谢途径上表现出活性，包括肝脏脂肪变性、糖耐量和炎症。

2.NGM282

NGM282 是人类成纤维细胞生长因子（FGF）‒ 19 的工程变种，通过 FGFR4 和 FGFR1c 调节胆汁酸的合成并影响多种代谢途径，可改善肝脂肪变性。

（四）细胞凋亡

Emricasan 是一种泛 caspase 蛋白酶抑制剂，可以抑制纤维化、炎症和细胞凋亡。

（五）氧化应激

维生素 E 作为抗氧化剂，可改善非酒精性脂肪性肝炎。

（六）炎症

双 CCR2/CCR5 趋化因子受体拮抗剂 CVC（cenicriviroc），已被证明在肝炎和纤维化中发挥关键作用[31-41]。

总之，非酒精性脂肪性肝炎的病理生理学是与代谢综合征、肥胖症和糖尿病密切相关，考虑到这一紧密联系，为有效治疗该项疾病，通过改变生活方式，比如调整饮食结构和进行减肥锻炼，应该是目前的有效方法[41-43]。

（七）中药

中医认为，非酒精性脂肪肝炎为"肝癖"，其证候以"邪实"为主，湿浊内生为始动因素，"湿热蕴于血分"为基本病机，可用清热利湿法。同时，非酒精性脂肪性肝病的病位在肝、脾、肾，缘由嗜食肥甘、劳逸失度、情志失调、脾肾亏虚、他病迁延等，肝、脾、肾三脏生理功能受损，肝失疏泄、脾失健运、肾脏亏虚，进而痰湿内生、气机不畅、久病生瘀、瘀血阻滞、再成痰瘀互结、痹阻肝络，最终导致肝细胞内脂肪过度沉积[44-45]。最具代表的是葛根芩连汤。

葛根芩连汤是经典名方,最早出自张仲景《伤寒论》,方由葛根、黄芩、黄连、甘草 4 味药组成,具有清泄里热,解肌散邪之功。方中葛根主治消渴、身大热、诸弊,解诸毒;黄连和黄芩,均苦寒,功用清热燥湿,泻火解毒;甘草甘平,调和诸药;因此,从中医病机分析,葛根芩连汤具有防治非酒精性脂肪性肝炎作用。葛根芩连汤显著降低 HFD 大鼠血清三酰甘油、胆固醇、总胆汁酸、低密度脂蛋白、游离脂肪酸和脂多糖水平。结果表明,葛根芩连汤上调了 $Hnf4\alpha$、$PPAR\alpha$ 和 Cbs 基因的表达。在 HepG2 细胞中,葛根芩连汤降低白介素-6 水平和细胞内 TG 含量,抑制游离脂肪酸诱导的 Toll 样受体 4 的表达。综上所述,GGQLD 通过抗氧化应激和抗炎反应抑制 Toll 样受体 4 信号通路缓解了非酒精性脂肪性肝炎相关肝损伤[31]。

参考文献

[1] SHEKA A C,ADEYI O,THOMPSON J,et al. Nonalcoholic steatohepatitis:a review[J]. J A M A,2020,323(12):1175 - 1183.

[2] YOUNOSSI Z,TACKE F,ARRESE M,et al. Global perspectives on nonalcoholic fatty liver disease and nonalcoholic steatohepatitis [J]. Hepatology,2019,69(6):2672 - 2682.

[3] POLYZOS S A,KOUNTOURAS J,MANTZOROS C S. Obesity and nonalcoholic fatty liver disease:from pathophysiology to therapeutics[J]. Metabolism,2019(92):82 - 97.

[4] MATHEWS S E,KUMAR R B,SHUKLA A P. Nonalcoholic steatohepatitis,obesity,and cardiac dysfunction[J]. Curr Opin Endocrinol Diabetes Obes,2018,25(5):315 - 320.

[5] NEUSCHWANDER-TETRI B A. Non-alcoholic fatty liver disease[J]. BMC Med,2017,15(1):45.

[6] SCHUSTER S,CABRERA D,ARRESE M,et al. Triggering and resolution of inflammation in NASH[J]. Nat Rev Gastroenterol Hepatol,2018,15(6):349 - 364.

[7] WATTACHERIL J,ISSA D,SANYAL A. Nonalcoholic steatohepatitis (nash) and hepatic fibrosis:emerging therapies[J]. Annu Rev Pharmacol Toxicol,2018,58:649 - 662.

[8] DOWMAN J K,TOMLINSON J W,NEWSOME P N.Pathogenesis of non-

alcoholic fatty liver disease.[J].QJM,2010,103：71－83.

[9] SCHUPPAN D，SCHATTENBERG J M.Non-alcoholic steatohepatitis：pathogenesis and novel therapeutic approaches[J].Gastroenterol Hepatol，2013,1：68－76.

[10] HARTMANN P，CHU H，DUAN Y，et al. Gut microbiota in liver disease：too much is harmful，nothing at all is not helpful either[J]. Am J Physiol Gastrointest LiverPhysiol,2019,1;316(5):G563－G573.

[11] LEBEAUPIN C,VALLÉE D,HAZARI Y,et al. Endoplasmic reticulum stress signalling and the pathogenesis of non-alcoholic fatty liver disease [J]. Hepatol，2018,69(4):927－947.

[12] MASARONE M,ROSATO V,DALLIO M,et al. Role of oxidative stress in pathophysiology of nonalcoholic fatty liver disease[J]. Oxid Med Cell Longev,2018,2018:9547613.

[13] TANAKA S，HIKITA H，TATSUMI T,et al. Rubicon inhibits autophagy and accelerates hepatocyte apoptosis and lipid accumulation in nonalcoholic fatty liver disease in mice[J]. Hepatology,2016,64(6):1994－2014.

[14] PAWLAK M，LEFEBVRE P，STAELS B. Molecular mechanism of PPARα action and its impact on lipid metabolism，inflammation and fibrosis in non-alcoholic fatty liver disease[J]. J Hepatol,2015,62(3):720－733.

[15] YOUNOSSI Z M，BLISSETT D，BLISSETT R，et al. The economic and clinical burden of nonalcoholic fatty liver disease in the United States and Europe[J].Hepatology,2016,64：1577－1586.

[16] MACHADO M V，DIEHL A M. Pathogenesis of nonalcoholic steatohepatitis[J]. Gastroenterology，2016,150(8):1769－1777.

[17] MUSSO G,CASSADER M,PASCHETTA E,et al.Bioactive lipid species and metabolic pathways in progression and resolution of nonalcoholic steatohepatitis[J]. Gastroenterology，2018,155(2):282－302.

[18] ANSTEE Q M,REEVES H L,KOTSILITI E,et al. From NASH to HCC：current concepts and future challenges [J]. Nat Rev Gastroenterol Hepatol，2019,16(7):411－428.

［19］ LOOMBA R. Role of imaging-based biomarkers in NAFLD: Recent advances in clinical application and future research directions[J]. Hepatol, 2018,68(2):296-304.

［20］ HANNAH WN JR, HARRISON SA. Noninvasive imaging methods to determine severity of nonalcoholic fatty liver disease and nonalcoholic steatohepatitis[J].Hepatology, 2016,64(6):2234-2243.

［21］ CASTERA L, FRIEDRICH-RUST M, LOOMBA R. Noninvasive assessment of liver disease in patients with nonalcoholic fatty liver disease [J]. Gastroenterology, 2019,156(5):1264-1281.

［22］ VILAR-GOMEZ E, CHALASANI N. Non-invasive assessment of non-alcoholic fatty liver disease: clinical prediction rules and blood-based biomarkers[J]. Hepatol, 2018,68(2):305-315.

［23］ HE L,DENG L,ZHANG Q,et al. Diagnostic value of CK-18,FGF-21,and related biomarker panel in nonalcoholic fatty liver disease: a systematic review and Meta-analysis[J].Biomed Res Int,2017,2017: 9729107.

［24］ ANTY R,IANNELLI A,PATOURAUX S,et al. A new composite model including metabolic syndrome,alanine aminotransferase and cytokeratin-18 for the diagnosis of non-alcoholic steatohepatitis in morbidly obese patients[J]. Aliment Pharmacol Ther, 2010, 32(11-12): 1315-1322.

［25］ ALKHOURI N,ALISI A,OKWU V,et al. Circulating soluble fasand fas ligand levels are elevated in children with nonalcoholic Steatohepatitis[J]. Dig Dis Sci,2015,60(8): 2353-2359.

［26］ BOGA S,KOKSAL AR,ALKIM H,et al.Plasma pentraxin 3 differentiates nonalcoholic steatohepatitis (NASH) from non-NASH[J].Metab Syndr Relat Disord,2015,13(9): 393-399.

［27］ ZHANG X, SHEN J, MAN K, et al.CXCL10 plays a key role as an inflammatory mediator and a non-invasive biomarker of non-alcoholic steatohepatitis[J]. J Hepatol,2014,61(6):1365-1375.

［28］ SHEN J, CHAN HL, WONG GL, et al.Non-invasive diagnosis of non-alcoholic steatohepatitis by combined serum biomarkers[J]. Hepatol,2012, 56(6): 1363-1370.

［29］ KONERMAN M A,JONES J C,HARRISON S A. Pharmacotherapy for

NASH：Current and emerging[J]. Hepatol，2018,68(2)：362 - 375.

［30］WATTACHERIL J，ISSA D，SANYAL A. Nonalcoholic steatohepatitis （NASH）and hepatic fibrosis：emerging therapies［J］. Annu Rev Pharmacol Toxicol，2018(58)：649 - 662.

［31］ZHANG C H，XIAO Q，SHENG J Q，et al.Gegen Qinlian Decoction abates nonalcoholic steatohepatitis associated liver injuries via anti-oxidative stress and anti-inflammatory response involved inhibition of toll-like receptor 4 signaling pathways［J］. Biomed Pharmacother，2020，126：110076.

［32］LEE Y H，KIM K J，YOO M E，et al. Association of nonalcoholic steatohepatitis with subclinical myocardial dysfunction in noncirrhotic patients[J]. Hepatol,2018, 68：764 - 772.

［33］KATSAGONI C N，GEORGOULIS M，PAPATHEODORIDIS G V，et al. Effects of lifestyle interventions on clinical characteristics of patients with nonalcoholic fatty liver disease：a meta-analysis[J]. Metabolism,2017,68：119 - 132.

［34］SAUNDERS K H，UMASHANKER D，IGEL L I，et al. Obesity pharmacotherapy[J]. Med Clin North Am,2018,102：135 - 148.

［35］LASSAILLY G，CAIAZZO R，BUOB D，et al. Bariatric surgery reduces features of nonalcoholic steatohepatitis in morbidly obese patients［J］. Gastroenterology,2015,149：379 - 388.

［36］TAITANO A A，MARKOW M，FINAN J E，et al. Bariatric surgery improves histological features of nonalcoholic fatty liver disease and liver fibrosis[J]. Gastrointest Surg,2015,19：429 - 436.

［37］CHALASANI N，YOUNOSSI Z，LAVINE J E，et al.The diagnosis and management of nonalcoholic fatty liver disease：practice guidance from the American Association for the Study of Liver Diseases[J]. Hepatology，2018,67：328 - 357.

［38］MUSSO G，CASSADER M，PASCHETTA E，et al.Thiazolidinediones and advanced liver fibrosis in nonalcoholic steatohepatitis：a meta-analysis[J]. JAMA Intern Med,2017,177：633 - 640.

［39］SATO K，GOSHO M，YAMAMOTO T，et al. Vitamin E has a beneficial effect on nonalcoholic fatty liver disease：a meta-analysis of randomized controlled trials[J]. Nutrition,2015,31：923－930.

[40] HARRISON S A,RINELLA M E,ABDELMALEK M F,et al. NGM282 for treatment of nonalcoholic steatohepatitis：a multicentre,randomised, double-blind,place-bo-controlled， phase 2 trial[J]. Lancet,2018,391： 1174－1185.

[41] RATZIU V,HARRISON S A,FRANCQUE S,et al. Elafibranor,an agonist of the peroxisome proliferator-activated receptor-a and-d,induces resolution of nonalcoholic steatohepatitis without fibrosis worsening[J]. Gastroenterology,2016,150：1147－1159.

[42] MASHITANI T,NOGUCHI R,OKURA Y,et al. Efficacy of alogliptin in preventing nonalcoholic fatty liver disease progression in patients with type 2 diabetes[J]. Biomed Rep,2016, 4：183－187.

[43] SHEKA A C， ADEYI O， THOMPSON J， et al. Nonalcoholic steatohepatitis：A review[J]. JAMA. 2020,323(12)：1175－1183.

[44] 刘妍君,王晓忠.非酒精性脂肪性肝病中医病因病机研究进展[J].新疆中医药,2017,35(6)：112－115.

[45] 李铁强,蒋琴.非酒精性脂肪性肝病中医研究进展[J].大众科技,2021,23(1)：48－51.

第四章　糖尿病前期

第一节　疾病简介与流行病学

一、疾病简介

糖尿病前期(prediabetes)是介于正常和糖尿病之间的状态。世界卫生组织(WHO)在 2006 年制定的糖尿病前期的定义标准[1-2]：口服 75g 葡萄糖 2 h 后，空腹血糖受损(impaired fasting glucose,IFG)为 110～125 mg/dl（6.1～6.9 mmol/L），糖耐量受损为 140～200 mg/dl（7.8～11.0 mmol/L）。空腹血糖受损主要表现为空腹血糖升高，而糖耐量受损主要表现为餐后血糖升高。2016 年美国糖尿病协会也将糖化血红蛋白(glycosylated hemoglobin,GHb,其中主要为 HbA1c)作为诊断标准[1]，认为口服 75g 葡萄糖 2 h 后，空腹血糖受损为：100～125mg/dl（5.5～6.9mmol/L），糖耐量受损为：140～200 mg/dl（7.8～11.0 mmol/L），HbA1c：5.7%～6.4%[1-2]。

糖尿病前期是未来发展为 2 型糖尿病(T2DM)的主要危险因素。其他危险因素如糖尿病家族史，或妊娠期糖尿病、多囊卵巢综合征(polycystic ovarian syndrome，PCOS)、非酒精性脂肪肝病(NAFLD)、肥胖或代谢综合征(metabolic syndrome，MS)的个人病史，可显著增加糖尿病前期到 2 型糖尿病的风险[2]。

糖尿病前期除了会导致 2 型糖尿病发生外，还与早期微血管和大血管并发症的风险增加有关[6]，比如在美国糖尿病预防计划(diabetes prevention program，DPP)研究中，近 8% 的糖尿病前期参与者被发现有糖尿病视网膜病变[3]。糖尿病前期还增加了早期肾病的风险[1,6]。另外，血糖指标升高被发现与心脏自主神经功能障碍有关，表现为心率变异性降低，心脏副交感神经调节功能减弱，且男性勃起功能障碍在糖尿病前期患者中的患病率增加[3]。此外，血糖水平升高易引起冠状动脉疾病、舒张性心力衰竭等[1,3-4]。

二、流行趋势

世界各国糖尿病前期的发病率在增加。国际糖尿病联合会（International Diabetes Federation，IDF）估计，2011 年全球糖耐量受损患者约为 2.8 亿，预计到 2030 年将达到 3.98 亿[2,4,6]。2007—2008 年中国患病率调查显示，中国 20 岁以上成人 2 型糖尿病患病率为 9.7%，而糖尿病前期的患者高达 15.5%，50% 糖耐量受损个体最终将发展成为 2 型糖尿病[1,2,6]。

第二节　发病机制

一、胰岛素抵抗

胰岛素抵抗是指各种原因使胰岛素促进葡萄糖摄取和利用的效率下降，机体代偿性地分泌过多胰岛素产生高胰岛素血症，以维持血糖的稳定，胰岛素抵抗是糖尿病前期的核心机制。在发生血糖紊乱的发病机制早期，胰岛素分泌的增加最初可以补偿胰岛素抵抗的存在；然而，β 细胞功能的渐进性减退，尤其是血糖增加引起的快速胰岛素分泌的减弱或丧失，限制了胰腺通过增加胰岛素分泌来维持正常血糖的能力[6-9]。

二、其他因素

糖尿病前期的危险因素与 2 型糖尿病的危险因素相似。这些风险因素可以分为不可变更的风险因素和可变更的风险因素。最重要的危险因素是缺乏体育活动和肥胖（尤其是腹部肥胖）[7]。

（一）肥胖

肥胖是糖尿病前期最重要的风险因素[8]，肥胖减少实际上可能会降低糖尿病前期和 2 型糖尿病的发病率。胰岛素抵抗和胰岛 β 细胞功能不全是糖尿病前期的重要原因，而肥胖与糖代谢紊乱等密切相关，肥胖引起胰岛素抵抗的内分泌机制与以下几种物质有关：

1. 脂肪酸

脂肪酸在肥胖患者的血浆中普遍是高的，高浓度脂肪酸可诱导胰岛素抵抗[11-12]。

2. 瘦素

瘦素是一种脂肪细胞分泌的激素,可通过下丘脑抑制食欲,降低体重,改变胰岛素敏感性[11-13]。

3. 脂联素

脂联素会改善胰岛素抵抗,通常肥胖患者血液中含量很低。脂联素增强胰岛素敏感性,增加脂肪酸氧化作用,减少肝葡萄糖输出;促进葡萄糖利用和脂肪酸氧化[11-13]。

4. 抵抗素

抵抗素是脂肪细胞特异的分泌蛋白。在啮齿类动物的肥胖个体中,血清抵抗素含量高[11,13]。

5. 纤维蛋白溶解抑制因子

血纤维蛋白溶酶原激活物抑制剂是丝氨酸蛋白酶抑制因子家族中一员,是主要的纤维蛋白溶解抑制因子。在肥胖患者的血浆中血纤维蛋白溶酶原激活物抑制剂的含量升高,并通过其含量可以预测糖尿病前期和患 2 型糖尿病的风险[12]。

6. 白介素-6

白介素-6 是与肥胖和胰岛素抵抗密切相关的一种细胞因子[11-13]。

7. 肿瘤坏死因子-α

在肥胖患者体内,脂肪组织表达的肿瘤坏死因子(TNF-α)升高[11-12]。

8. 视黄醇结合蛋白 4

视黄醇结合蛋白 4(retinol-binding protein,RBP-4)能够介导肥胖引起的胰岛素抵抗[13]。

9. 皮质醇

皮质醇是另外一种内分泌因子,产自肾上腺。升高的皮质醇会导致胰岛素抵抗[11]。

10. 内脏脂肪因子

内脏脂肪因子是主要由内脏脂肪组织表达的一种脂肪细胞因子,与内脏脂肪量呈正相关[11,13]。

肥胖或体重指数的超标,将会引起以上或更多生物活性物质的表达或代谢障碍,引起血糖紊乱,发展为糖尿病前期,若不及时检测控制,将可能增加患 2 型糖尿病或其他代谢性疾病的风险。

(二)缺乏体力活动

久坐不动导致人们的体力活动较少,因此,这些人的体重指数会增加。胰岛素敏感性的降低是另一个原因,久坐时间与胰岛素敏感性成反比。此外,由于久坐的生活方式与体重增加或肥胖密切相关,肥胖导致糖尿病前期症状的病理生理途径也可能源于久坐的生活方式[9-10]。

（三）遗传因素

虽然处于相同的环境,但不同人种的糖尿病前期和 2 型糖尿病患病率有明显差异,这表明遗传因素可能在糖尿病前期和 2 型糖尿病的发生中起重要作用[10]。

（四）妊娠期糖尿病

妊娠期糖尿病患者分娩后葡萄糖耐量可恢复正常。但是其患糖尿病前期甚至 2 型糖尿病的风险会显著升高[10]。

（五）年龄

糖尿病前期的患病率随着年龄的增长而增加[10]。

（六）营养方面

低纤维饮食、高热量摄入和高血糖负荷是糖尿病前期的危险因素[10]。

糖尿病前期发病机制图 4-1 所示。

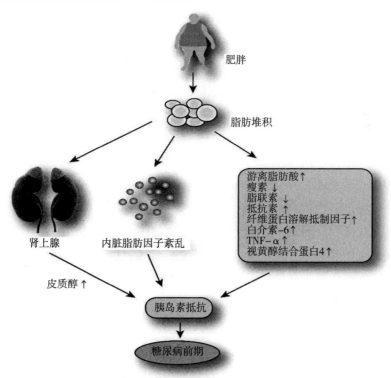

图 4-1　肥胖在糖尿病前期中的发病机制

第三节 诊 断

一、筛查方法

空腹血糖（fasting blood glucose）、口服 75g 葡萄糖耐量试验后 2h 血糖（2-hour postprandial blood glucose，2-hPG）和糖化血红蛋白（HbA1c）都适用于糖尿病前期和 2 型糖尿病的筛查[3,14]。

1. 空腹血糖

测试方法：在测试前 8h 内没有热量摄入（除水外）[8,14]。

空腹血糖检测是成本最低、使用最广泛的筛查方法[14]。该检测是自动化的，可减少技术人员的错误。空腹血糖对糖尿病前期的诊断比 HbA1c 更敏感，但不如 2-hPG 灵敏[3,11,14]。空腹血糖表示单点血糖水平，不评估长期血糖负荷。

2. 2-hPG

口服葡萄糖耐量试验（oral glucose tolerance test，OGTT）方法：患者摄入含有 75g 葡萄糖的葡萄糖糖浆溶液，然后进行血液检测以测定 2-hPG[8,14]。

2-hPG 比空腹血糖和 HbA1c 更敏感，也是 IGT 的诊断指标[11,14]。

OGTT 需要患者做更多的检测准备，且价格比空腹血糖更昂贵。测试需要 2 个血样，一个在禁食 8 小时后抽取，另一个在摄入 75g 口服葡萄糖负荷后 2 小时抽取；为了提高测试的准确性，患者应该在测试前 3 天每天摄入 150g 碳水化合物。短期生活方式改变、压力、疾病和一些药物会影响结果[3,14]。

3. 糖化血红蛋白

糖化血红蛋白（HbA1c）反映了长期的血糖负荷，日常变异性较小，结果不受压力或疾病等短期因素的影响。该测试不需要禁食或其他准备，对患者来说是最方便的。国际标准化方法检测的 HbA1c，监测准确性高，住院期间变异性低。与葡萄糖测试相比，HbA1c 的敏感性较低，检测到的糖尿病前期病例也较少[6,8,11,14]。

二、诊断标准

糖尿病前期的诊断标准（见表 4-1）对于儿童和成人是相同的。如果检测呈阴性，至少每 3 年或更频繁地对有多种危险因素的患者进行筛查。如初测与确认试验结果不一致，应在 3～6 个月后再次筛查。而对于糖尿病前期患者，每年均应对血糖进行监测[3,14]。

表 4-1 正常、糖尿病前期和 2 型糖尿病诊断方法的比较[8,9,14]

	空腹血糖	OGTT	HbA1c
正常	＜100 mg/dl 或 5.5 mmol/L	＜140 mg/dl 或 7.8 mmol/L	＜5.7% 或 39 mmol/mol
糖尿病前期	≥100 mg/dl 或 5.5 mmol/L	≥140 mg/dl 或 7.8 mmol/L	≥5.7% 或 39 mmol/mol
2 型糖尿病	≥126 mg/dl 或 7.0 mmol/L	≥200 mg/dl 或 11.1 mmol/L	≥6.5% 或 48 mmol/mol

第四节 临床用药与防治

大多数糖尿病前期患者会进展为 2 型糖尿病患者[15],且会增加某些微血管并发症的风险,这些并发症通常与 2 型糖尿病相关[10]。生活方式调整和药物干预可以延缓或预防糖尿病前期[10,15]。

一、生活方式干预

生活方式干预在预防方面有效。饮食调整包括减少热量摄入,减少饱和脂肪,增加复合糖类的摄入量。体力活动部分包括每周 150～240 min 的中等强度运动。

二、药物治疗

治疗药物包括双胍类药物、α-糖苷酶抑制剂、噻唑烷二酮类、格列奈类、胰高血糖素样肽(glucagon-like peptide1,GLP-1)受体激动剂等[7]。

1. 双胍类药物

二甲双胍作为治疗糖尿病前期的药物已被广泛使用[4,5,8]。二甲双胍干预每年可使 IGT 转化为 2 型糖尿病的风险下降 38%[1]。二甲双胍除具有降糖作用外,还可改善胰岛素抵抗、控制体重、降低血压、改善脂代谢,其心脏的保护作用可降低心血管疾病的发病率和病死率[1,4-5]。

2. α-糖苷酶抑制剂

α-糖苷酶抑制剂阿卡波糖可有效降低新发 2 型糖尿病的风险,且阿卡波糖是全球唯一拥有 IGT 适应证的口服降糖药[8]。

3. 噻唑烷二酮类

具有噻唑烷二酮结构的已上市的药物或通过化学合成且具有确切生理效应的噻唑烷二酮类似物统称为噻唑烷二酮类(thiazolidinedione,TZD),如罗格列酮、吡格列酮等,TZD 的作用靶点包括过氧化物酶体增殖激活受体 γ(PPARγ)、磷脂酰肌醇-3 激酶(PI3K)等。其通过提高组织对胰岛素的敏感性,改善胰岛素抵抗,间接起到保护 β 细胞的作用。TZD 可逆转血糖代谢异常的进程,促进患者的血糖恢复正常[8]。TZD 既能提高胰岛素敏感性,又能保护胰岛 β 细胞功能,从而阻止 2 型糖尿病的 IGT 损转化,并使患者的 HbA1c 长期降低[7]。体重增加是 TZD 的共同不良反应。多数患者使用 TZD 后数周体重开始增加,6 个月达到稳定。水肿也是 TZD 的共同不良反应,一般为轻度到中度外周性水肿,多数伴体重增加[7]。

4. 格列奈类

格列奈类是一类非磺酰脲促胰岛素分泌剂,通过作用于胰岛 β 细胞上腺苷三磷酸(ATP)依赖的钾离子通道的相应受体,直接刺激胰岛素释放[5,7,8]。

5. GLP-1 受体激动剂

GLP-1 是潜在的胰岛素促泌剂,促泌作用是葡萄糖依赖性,促进体重减轻,可能成为糖耐量受损合理的干预药物。

6. 二肽基肽酶 4 抑制剂

二肽基肽酶 4(dipeptidy peptidase-4,DPP-4)抑制剂能够抑制胰高血糖素样肽-1(GLP-1)和葡萄糖依赖性促胰岛素分泌多肽(GIP)的灭活,提高内源性 GLP-1 和 GIP 的水平,促进胰岛 β 细胞释放胰岛素,同时抑制胰岛 α 细胞分泌胰高血糖素。与 GLP-1 类似物相反,DPP-4 抑制剂不能帮助减肥,而且它们对 β 细胞的作用不足。因此,GLP-1 类似物在治疗糖耐量减低方面可能优于 DPP-4 抑制剂[7-8]。

7. 钠-葡萄糖偶联转运体 2 抑制剂

钠-葡萄糖偶联转运体 2(sodium-glucose linked transporter 2,SGLT-2)是治疗糖尿病前期和 T2DM 药物干预的最新药物之一。SGLT-2 抑制剂可以单独使用,也可以与其他血糖控制药物联合使用[8]。SGLT-2 抑制剂主要通过干扰肾脏中的 SGLT-2 发挥作用。在健康的个体中,葡萄糖被肾脏过滤和再吸收,SGLT-2 负责肾脏对葡萄糖的重吸收。在糖尿病前期患者中,SGLT-2 的表达增加,导致肾脏更多地重吸收葡萄糖;当使用 SGLT-2 抑制剂时,它们往往会减少葡萄糖的重吸收,降低空腹血糖和糖化血红蛋白。因此,这会增加尿糖排出,降低血糖水平[8]。另外,此药可拮抗过量饮食引起的肥胖[16]。

8. 奥利司他

奥利司他通过抑制胃肠道的脂肪酶,阻止三酰甘油水解为游离脂肪酸和单酰基甘油酯,减少脂肪吸收。在低能量饮食的同时使用奥利司他可以减轻更多的体重,可降低 61% 2 型糖尿病的发生,并逆转 72% 的糖耐量减低恢复为正常的糖耐量[3,7-8]。

三、外科减脂手术

减脂手术的目的是创造吸收不良的状态，或者是限制吸收的状态，或者是两者的组合，以限制热量的摄入。常用的手术包括 Roux-en-Y 胃分流术、腹腔镜可调胃捆扎术、袖状胃切除术和十二指肠转流加胰胆管转流术[8]。减肥手术为糖尿病前期的治疗提供了有希望的方法，因为肥胖是糖尿病前期和 2 型糖尿病的主要危险因素之一[8]。

四、中医药治疗

中医学将该病归于"脾瘅"[17-19]。基于《素问》中对脾瘅的论述，中医学多认为脾胃运化功能失调是主要发病原因之一，脾胃失于健运则气血津液运化失调，从而化湿聚痰，郁久化热灼伤阴液[19]。

（一）单味中药

1. 黄芪

黄芪可改善胰岛素抵抗、提高周围组织对胰岛素的敏感性[17]。

2. 黄连

黄连可改善胰岛素抵抗、提高周围组织对胰岛素的敏感性[17]。

3. 葛根

葛根可改善胰岛素抵抗、提高周围组织对胰岛素的敏感性[17]。

4. 山药

山药可促进胰岛 β 细胞分泌胰岛素，有不同程度的降血糖作用[17]。

5. 茯苓

茯苓可促进胰岛 β 细胞分泌胰岛素而具有不同程度的降血糖作用[17]。

（二）中药方剂

1. 健脾消瘅茶

采用健脾祛湿理论治疗糖尿病前期脾虚痰湿证。采用党参、山药、山楂、决明子、荷叶、佩兰、玫瑰花等配伍[20]。

2. 益气生津茶

益气生津，用于糖尿病前期气阴两虚证的治疗。采用西洋参、麦冬、玉竹、石斛、枸杞子、玄参、砂仁。磨粉后制成袋泡茶。每天泡茶饮服[20]。

3. 半夏泻心汤

脾瘅以胃强脾弱为主，治疗应以"辛开苦降"，以清热化湿治疗湿热蕴结证，可予半夏泻心汤(《伤寒论》)加减。常用半夏、黄连、黄芩、干姜、人参等[17,19-20]。

4. 小陷胸汤

应用清热利湿法治疗糖尿病前期,小陷胸汤能有效地改善血糖血脂,纠正糖尿病前期痰湿蕴热偏颇的体质[17,19-20]。

5. 脾瘅宁

脾瘅宁可显著减轻胰岛素抵抗大鼠的体重和改善胰岛素抵抗大鼠的胰岛β细胞功能,抑制胰岛β细胞凋亡[17,19,21]。

6. 津力达颗粒

健脾养阴方可消除胰岛素抵抗状态,提高β细胞功能,调节血糖代谢[17,19-21]。

7. 洋参清透导邪汤

洋参清透导邪汤可通过修复胰岛素受体及受体后缺陷,增强靶细胞对胰岛素的敏感性;减轻糖毒性、脂毒性物质对胰岛β细胞的破坏[17,20]。

8. 知柏地黄丸

知柏地黄丸能够减轻胰岛素抵抗患者的胰岛素抵抗,改善胰岛β细胞功能和β细胞早期分泌功能[17,19,21]。

9. 大柴胡汤

大柴胡汤应用疏肝理气中药改善胰岛素抵抗人群胰岛素抵抗[17,19-21]。

10. 越鞠丸、越鞠汤

以越鞠丸为基础的开郁散精法可调节脂代谢、降低体重指数、改善胰岛素抵抗,还有效控制气滞痰阻型糖尿病前期患者的血糖,改善临床症状和体征[17,20,21]。

此外,还有采用针刺、耳迷路刺激、推拿等中医方法对症治疗糖尿病前期如脾胃壅滞、肝郁气滞证,具有良好的改善作用[20]。

参考文献

[1] EDWARDS CATHERINE M，KENNETH C. Prediabetes：A worldwide epidemic[J]. Endocrinol Metab Clin North Am，2016，45(5)：751-764.

[2] HOSTALEK U. Global epidemiology of prediabetes-present and future perspectives[J]. Clin Diabetes Endocrinol，2019，9(5)：236-241.

[3] BANSAL N. Prediabetes diagnosis and treatment：a review[J]. World J Diabetes，2015，6(2)：296-303.

[4] ZAND A，IBRAHIM K，PATHAM B. Prediabetes：why should we care [J]? Methodist Debakey Cardiovasc，2018，14(4)：289-297.

［5］ EVERT A B，DENNISON M，GARDNER C D，et al. Nutrition therapy for adults with diabetes or prediabetes：A consensus report［J］. Diabetes Care，2019,42(5):731－754.

［6］ HOSTALEK U，GWILT M，HILDEMANN S. Therapeutic use of metformin in prediabetes and diabetes prevention［J］. Drugs，2015,75(10)：1071－94.

［7］ KANAT M，DEFRONZO R A，ABDUL-GHANI M A. Treatment of prediabetes［J］. World J Diabetes，2015,6(12):1207－1222.

［8］ KHAN R M M，CHUA Z J Y，TAN J C，et al. From pre-diabetes to diabetes：Diagnosis，treatments and translational research［J］. Medicina (Kaunas)，2019,55(9):546.

［9］ RETT K，GOTTWALD-HOSTALEK U. Understanding prediabetes：definition，prevalence，burden and treatment options for an emerging disease［J］. Curr Med Res Opin，2019,35(9):1529－1534.

［10］ MIJAJLOVI M D，ALEKSI V M，ŠTERNI N M，et al. Role of prediabetes in stroke［J］. Neuropsychiatr Dis Treat，2017(13):259－267.

［11］ CZECH M P. Insulin action and resistance in obesity and type 2 diabete［J］s. Nat Med，2017,23(7):804－814.

［12］ PETERSEN M C，SHULMAN G I. Mechanisms of insulin action and insulin resistance［J］. Physiol Rev，2018,98(4):2133－2223.

［13］ KASHYAP S R，DEFRONZO R A. The insulin resistance syndrome：physiological considerations［J］. Diab Vasc Dis Res，2007,4(1):13－19.

［14］ CYNTHIA S，WATSOND N P，FNP-BC. Prediabetes：Screening，diagnosis，and intervention［J］. Nurse Pract，2017, 13(3):216－221.

［15］ POUR O R，DAGOGO-JACK S.Prediabetes as a therapeutic target［J］. Clin Chem,2011,57(2):215－220.

［16］ HUANG Z，HUANG L，WANG C，et al. Dapagliflozin restores insulin and growth hormone secretion in obese mice［J］. Endocrinol，2020,245(1):1－12.

［17］ 杨倩,杨丽霞,邱连利,等.中医治疗糖尿病前期的研究进展［J］.中医临床研究,2021,13(1):137－141.

［18］ 孙秀颖,王东.糖尿病前期的中医治疗进展［J］.云南中医中药杂志,2019,40

(3):91-92.

[19] 刘轶璇,武忠.中药干预糖尿病前期的研究进展[J].内蒙古中医药,2020,39
(12):167-168.

[20] 中国医师协会中西医结合医师分会内分泌与代谢病专业委员会.糖尿病前期
病证结合诊疗指南[J].世界中医药,2021,16(4):533-538.

[21] 段春梅,胡永东,李娜.中药干预糖尿病前期的研究进展[J].湖南中医杂志,
2019,35(8):161-163.

第五章　2型糖尿病

第一节　疾病简介与流行病学

一、疾病简介

2型糖尿病(T2DM)是由于胰岛素分泌绝对或相对不足,或靶组织细胞对胰岛素敏感性降低,而引起血糖、蛋白质、脂肪等一系列代谢紊乱,临床以高血糖为主要特征的一类疾病[1]。长期糖类以及脂肪、蛋白质代谢紊乱可引起多系统损害;病情严重或应激时可发生急性严重代谢紊乱,如糖尿病酮症酸中毒(diabetic ketoacidosis,DKA)、高渗高血糖综合征[1]。

糖尿病典型的症状是"三多一少",即多饮、多食、多尿、体重减轻,此外,还有一些其他的体征和症状,如视物模糊,手脚感到刺痛或麻木,或者一些糖尿病患者可能在第一时间不显现症状[2]。

糖尿病作为一类患病率高的疾病,有一些严重的并发症,主要包括以下几种:

1. 心、脑血管疾病

与非糖尿病者相比,糖尿病患者发生心、脑血管疾病的风险增加2~4倍。糖尿病患者经常伴有高血压、血脂紊乱等心脑血管病变[3-6]。

2. 糖尿病酮症酸中毒

糖尿病酮症酸中毒(DKA)是由于胰岛素严重缺乏和升糖激素不适当升高引起的糖、脂肪和蛋白质代谢严重紊乱综合征,临床以高血糖、高血酮和代谢性酸中毒为主要表现[3-4,6]。

3. 高血糖高渗状态

高血糖高渗状态(hyperglycemic hyperosmolar status,HHS)初始不明显,一般从开始发病到出现意识障碍需要1~2周,偶尔急性起病,常先出现口渴、多尿和乏力等糖尿病症状。病情逐渐加重出现典型症状,主要表现为脱水和神经系统两组症状和体征[3-4,6-7]。

4. 糖尿病肾病

糖尿病肾病是指由糖尿病所致的慢性肾脏病,病变可累及全肾,现已成为糖尿病肾病和终末期肾病的主要原因[3-6,8]。

5. 糖尿病视网膜病变

糖尿病视网膜病变(diabetic retinopathy)是糖尿病最常见的微血管并发症之一。糖尿病视网膜病变尤其是增殖期视网膜病变,是糖尿病特有的并发症[3-6,8]。

6. 糖尿病神经病变

糖尿病神经病变(diabetic neuropathy)是糖尿病最常见的慢性并发症之一,病变可累及中枢神经、周围神经以及自主神经,糖尿病神经病变的发生与糖尿病病程、血糖控制等因素相关,病程达 10 年以上者,易出现明显的神经病变临床表现。糖尿病神经病变以远端对称性多发性神经病变最具代表性[3-4,6,8]。

7. 糖尿病性下肢血管病变

下肢动脉病变是外周动脉疾病的一个组成成分,表现为下肢动脉的狭窄或闭塞。糖尿病患者下肢动脉病变通常是指下肢动脉粥样硬化性病变[3-6]。

8. 糖尿病足

糖尿病足表现为足部感染、缺血、溃疡、坏疽,严重者会导致截肢和死亡[3-4,6,8]。

二、流行病学

2 型糖尿病已成为全球主要的公共卫生问题[1]。中国和印度是患病人数最多的两个国家。以相同的体重指数作比较,亚洲人往往有更高比例的身体脂肪质量、更多的腹部肥胖和更少的肌肉质量,这可能解释了他们患 2 型糖尿病的易感性增加的原因。此外,还涉及饮食习惯的改变和体力活动的减少,且男性的患病率略高于女性[1,5,7]。

第二节　发病机制

一、胰岛素抵抗

胰岛素抵抗是 2 型糖尿病患者中最早出现的病理异常,然而,若 β 细胞不能分泌足够数量的胰岛素来抵消胰岛素抵抗,2 型糖尿病就会显现出来。多种因素会导致 β 细胞衰竭,包括衰老、分泌功能异常、基因异常、肠促胰岛素激素[胰高血糖素样肽1(GLP-1)]和胃抑制多肽抵抗或缺乏、脂毒性、葡萄糖毒性等[1,7,9]。

1. 肥胖

肥胖和缺乏运动等因素会导致胰岛素抵抗,再加上遗传易感性,使β细胞受损,导致β细胞功能障碍和胰岛素分泌的异常和进行性下降。胰岛素抵抗不仅存在于肌肉和肝脏中,这两个器官或组织是糖类代谢的主要调节场所,且对脂肪、肾、胃肠道、血管和脑组织以及胰腺β细胞也有影响[1,7]。此外,血管内皮中的胰岛素抵抗损害了胰岛素的血管扩张作用,从而进一步降低了胰岛素本身的输送,也降低了葡萄糖的输送[1,7,9]。

胰岛素抵抗的分子机制:胰岛素与其受体的结合激活了胰岛素受体酪氨酸激酶和一系列胰岛素受体底物(insulin receptor substrate,IRS)的磷酸化,特别是IRS1和IRS2[1]。这些磷酸化的IRS蛋白结合并激活细胞内信号分子,其中最重要的是磷脂酰肌醇3激酶(phosphoinositide 3-kinase,PI3K)。PI3K促进葡萄糖转运蛋白4转位到细胞膜,导致骨骼肌摄取葡萄糖,并磷酸化和失活转录因子叉头框蛋白O1(forkhead box O1,FOXO1),改变下游基因的转录。胰岛素还刺激Ras丝裂原激活的蛋白激酶通路[1,9]。

在脂肪细胞中,游离脂肪酸(free fatty acid,FFA)的产生和释放,促炎性细胞因子白介素-6(IL-6)、肿瘤坏死因子(TNF)、抵抗素以及视黄醇结合蛋白4(RBP-4)增加,均可能会导致胰岛素抵抗。纤溶酶原激活物抑制物1不影响胰岛素抵抗,但与肥胖并发症有关,并导致动脉粥样硬化和2型糖尿病。这些因素导致有毒脂质代谢产物[二酰甘油(diacylglycerol,DAG),神经酰胺和酰基辅酶A]在肌细胞和肝细胞中的积累,从而损害胰岛素信号传导[IRS-磷脂酰肌醇3激酶(PI3K)途径]并激活炎性途径[Jun氨基末端激酶、IκB激酶(IκB kinase,IKK)和丝裂原激活蛋白激酶],这进一步损害了胰岛素信号转导途径[1,11]。线粒体功能障碍易导致DAG积累和核蛋白激酶C(protein kinase C,PKC)活化,以及活性氧(ROS)和内质网应激的产生,进一步加剧了胰岛素抵抗[1,9]。

2. 异位脂质和蛋白激酶C

肌肉和肝脏的异位脂质积聚通过增加组织中的DAG水平来诱导胰岛素抵抗,从而导致一类蛋白激酶C的激活。DAG-PKC所引发的胰岛素抵抗和异位脂质堆积。

3. 线粒体功能障碍

线粒体功能改变可通过多种途径导致胰岛素抵抗。在脂肪组织中,线粒体功能障碍与脂联素的分泌受损有关。在其他组织中,线粒体功能障碍增加ROS的水平,影响 IRS 蛋白磷酸化,从而产生胰岛素抵抗[1,9]。

4. 炎症

全身性炎症会导致胰岛素抵抗。促炎性细胞因子通过激活下游激酶,如 IκB 激酶-β、Jun 氨基末端激酶 1(JNK1)和 p38 丝裂原激活蛋白激酶,诱导胰岛素抵抗[1,7]。

脂肪组织中的巨噬细胞浸润也可导致胰岛素抵抗,特征是促炎症的 M1 巨噬细胞以及辅助性 T 细胞 1(Th1)、Th17 和 CD8$^+$ T 细胞的数量增加,而炎症较少的细胞如 M2 巨噬细胞、调节性 T 细胞(Treg 细胞)和 Th2 细胞的数量减少[1,9]。

5. 内质网应激与未折叠蛋白反应

增加蛋白质合成或破坏正常加工的状态会造成内质网需求和能力之间的失衡,导致内质网应激和(unfolded protein response,UPR)。减肥可以减轻内质网应激与降低 UPR 活性。从机制上讲,UPR 是通过 IRE1α 依赖性激活 c-Jun 导致胰岛素抵抗[1,9]。

二、肠道菌群

1. 短链脂肪酸理论

碳原子数少于 6 个的有机脂肪酸称为短链脂肪酸(short-chain fatty acid),包括乙酸、丙酸、丁酸等,常见的短链脂肪酸产生细菌包括拟杆菌、梭菌、双歧杆菌、真杆菌、链球菌、胃链球菌等[10]。这些短链脂肪酸可直接影响胰岛 β 细胞的数量和功能;短链脂肪酸还可以影响结肠上皮细胞的转运,加速结肠细胞和小肠细胞的代谢、生长和分化,为肠上皮细胞和肌肉、肾脏、心脏和大脑提供能量,增加肠血供,影响肝脂、糖类等的调节[9-10]。短链脂肪酸可以改善结肠内的酸性环境,抑制有害细菌的生长,维持水、电解质的平衡,防止肠道功能障碍。肠道菌群的紊乱导致短链脂肪酸的产生减少,导致肠道炎症的发生[10-11]。短链脂肪酸除了直接参与能量代谢之外,还和细胞膜上特异的受体结合,短链脂肪酸受体属于 G 蛋白偶联受体家族,包括 GPR41 和 GPR43,是脂肪代谢和葡萄糖代谢的重要调节受体,可被短链脂肪酸激活,发挥重要的生理功能。菌群失调导致肠道内短链脂肪酸生成少,激活短链脂肪酸受体的能力减弱,脂肪代谢和糖代谢异常,从而诱发了 2 型糖尿病的发生[7,9-10]。

2. 胆汁酸理论

胆汁酸是胆汁的重要组成部分。胆汁酸在脂肪和脂溶性维生素的吸收、转运和分布中起着重要作用,同时作为信号分子调节能量代谢[1,10-11]。

肠道菌群可参与胆汁酸的转化。肠道菌群将肝脏产生的初级胆汁酸代谢为次级胆汁酸,促进胆汁酸受体的激活,然后激活一系列的核受体,如法尼醇 X 受体和 G 蛋白偶联胆汁酸受体 5,在脂质、葡萄糖和能量代谢中起重要作用。肠道菌群失调导致次级胆汁酸生成减少,胆汁酸受体激活减少,进而导致糖代谢紊乱,从而导致 2 型糖尿病的发生[1,10-11]。

（1）FXR 途径。

胆汁酸通过激活 FXR 来调节各种代谢途径,以维持葡萄糖代谢的动态平衡。

（2）TGR5 途径。

菌群失调会削弱胆汁酸的活性,减弱 TGR5 受体的激活,并通过一系列途径引起 2 型糖尿病[9-10]：

胆汁酸通过 TGR5 受体依赖的 cAMP 途径促进 GLP-1 分泌的活性减弱,导致胰岛素分泌减少,胰高血糖素分泌增多,食欲增加,外周组织的胰岛素敏感性减弱。

3. 内毒素学说

（1）抑制肠道屏障功能。

肠道菌群失调导致肠道屏障功能降低,代谢性内毒素血症的发生。

（2）影响信号通路。

肠道菌群紊乱可引起机体炎症和功能障碍,表现为革兰氏阴性菌比例增加,脂多糖（lipopolysaccharide，LPS）的产生和释放增多[10]。循环的 LPS 在 CD14 的协助下转运到其受体——Toll 样受体 4/髓样分化蛋白-2 复合物（TLR4/MD-2），TLR4 被激活,然后通过 MyD88 依赖/独立的途径激活转录因子（NF-κB、AP-1 和 IRF3）,启动 I 型干扰素、炎症因子[TNF-α、IL-1、IL-6、IL-8、细胞黏附因子（CAM-1）、诱生型一氧化氮合酶（iNOS）、单核细胞趋化蛋白-1（MCP-1）等]的表达,导致一系列非特异性炎症反应。炎症会引起胰岛 β 细胞结构损伤和功能障碍,促进 β 细胞凋亡,导致胰岛素分泌不足;炎症还会导致内皮细胞结构和功能异常,导致胰岛素转运紊乱,引起胰岛素抵抗[10]。

（3）MAPK 信号通路。

MAPK 信号通路包括 c-Jun 氨基端激酶（JNK）、p38 促分裂原活化的蛋白激酶（p38 MAPK）（p38）和胞外信号调节激酶（extracellular signal-regulated kinase，ERK）。LPS 激活 JNK 通路可抑制胰岛素受体底物（IRS）-1 和 IRS-2 的酪氨酸磷酸化,导致胰岛素抵抗;p38 和 ERK 的激活抑制并降低 IRS-1 和 IRS-2 的表达,从而导致胰岛素抵抗[9-10,12]。

4. 其他学说

肠道细菌可以增加酪酪肽(peptide YY,PYY)、胰高血糖素样肽(GLP-1、GLP-2)等的分泌。细菌失调导致内分泌调节肽分泌减少,肠上皮内淋巴细胞(intestinal intra epithelial lymphocyte,IEL)活化增加,最终引发 2 型糖尿病。

(1)酪酪肽。

酪酪肽作用于进食中枢,对下丘脑进食中枢神经传导异常有纠正作用,稳定人体进食中枢的正常功能,减少饥饿感,增强饱腹感[11]。

(2)胰高血糖素样肽-1。

胰高血糖素样肽-1 具有以下作用[10-12]:①促进胰岛 β 细胞分泌胰岛素,抑制胰岛 α 细胞分泌胰高血糖素;②促进胰岛细胞增殖;③增强胰岛素敏感性,抑制食欲,减轻体重;④保护胰岛细胞免受糖毒性和其他炎症损伤。

(3)胰高血糖素样肽-2。

胰高血糖素样肽-2 可以抑制生长素释放蛋白的分泌,抑制食欲和减轻体重;调节肠屏障功能,降低肠道通透性,抑制内毒素进入血流[10-12]。

(4)肠上皮内淋巴细胞。

肠上皮内淋巴细胞是一群非常重要的免疫细胞,此细胞参与防御病原体和修复伤口,从而维持上皮细胞、微生物区系和营养物质的动态平衡[10]。由于肠上皮内淋巴细胞中存在 GLP-1 受体,因此细菌失调可促进肠上皮内淋巴细胞的活化,进而抑制 GLP-1 的分泌。

三、基因遗传

2 型糖尿病呈家族聚集性,可遗传。与没有兄弟姐妹患此病的家庭相比,2 型糖尿病患者的兄弟姐妹罹患该疾病的相对风险提高 2～3 倍,但如果有 2 个兄弟姐妹患有 2 型糖尿病,那相对风险会增加到 30 倍。与父亲患 2 型糖尿病相比,母亲患 2 型糖尿病的风险更高。BMI$\geqslant$30kg/m^2 或空腹血糖浓度>5.5mmol/L 也会显著增加患 2 型糖尿病的风险[1,9]。

2 型糖尿病发病机制如图 5-1 所示。

第三节　诊　断

一、临床表现

典型的糖尿病具有多饮、多食、多尿及体重下降。80%患者以皮肤或外阴瘙

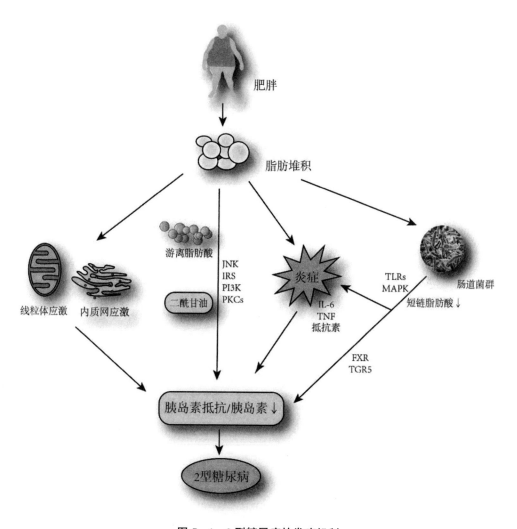

图5-1　2型糖尿病的发病机制

痒、皮肤化脓性感染、视物模糊等为首发症状[13]。

1.2型糖尿病期

主要症状:①多饮、多尿、烦渴,尿频且多,有泡沫,或有甜味;②食欲亢进,易饥饿,进食量多;③体重下降,2型糖尿病开始表现为肥胖或超重,而后血糖异常升高,体重下降,往往伴有倦怠乏力;④其他症状如心烦、易怒、健忘等[13]。

2.并发症期

主要症状:四肢麻木、视力障碍、心悸、心慌、眩晕、水肿等[13]。

二、临床诊断

糖尿病的临床诊断应依据静脉血浆血糖,而不是毛细血管血糖检测结果。目前,糖尿病诊断、糖代谢状态分类标准和糖尿病的分型体系参见表 5 - 1、表5 - 2[5,14-15]。

表 5 - 1　糖代谢状态分类(WHO,1999 年)

糖代谢状态	静脉血浆葡萄糖(mmol/L)	
	空腹血糖	糖负荷后 2h 血糖
正常血糖	<6.1	<7.8
空腹血糖受损	6.1~7.0	<7.8
糖耐量减低	>7.0	7.8~11.1
糖尿病	≥7.0	≥11.1

注　空腹血糖受损和糖耐量减低统称为糖调节受损,也称为糖尿病前期;空腹血糖正常参考范围下限通常为 3.9mmol/L。

表 5 - 2　糖尿病的诊断标准

诊断标准	静脉血浆葡萄糖或 HbA1c 水平
典型糖尿病症状	
加上随机血糖	≥11.1mmol/L
或加上空腹血糖	≥7.0mmol/L
或加上 OGTT 2h 血糖	≥11.1mmol/L
或加上 HbA1c	≥6.5%
无糖尿病典型症状者,需改日复查确认	

注　OGTT 为口服葡萄糖耐量实验;HbA1c 为糖化血红蛋白。典型糖尿病症状包括烦渴多饮、多尿、多食、不明原因体重下降;随机血糖指不考虑上次用餐时间,一天中任意时间的血糖,不能用来诊断空腹血糖受损或糖耐量减低;空腹状态指至少 8h 没有进食。

空腹血浆葡萄糖或口服葡萄糖耐量试验(OGTT)后的 2 h 血浆葡萄糖值可单独用于流行病学调查或人群筛查。理想的调查是同时检查空腹血糖及 OGTT 后 2h血糖值[4,5,7,15-16]。

而急性感染、创伤或其他应激情况下可出现暂时性血糖增高,若没有明确的糖尿病病史,就临床诊断而言不能以此时的血糖值诊断糖尿病,须在应激消除后复查,再确定糖代谢状态,检测 HbA1c 有助于诊断。2011 年 WHO 建议在条件具备的国家和地区采用 HbA1c 诊断糖尿病,诊断切点为 HbA1c ≥ 6.5%[4,5,14-16]。

三、对新诊断的 2 型糖尿病患者的初步评估

对新诊断的 2 型糖尿病患者的初步评估应该包括:①临床医师首先应进行详细的病史和体格检查,包括审查饮食和体力活动,评估心血管、脑血管和勃起功能障碍。②初步评估应包括测量血压,并通过心血管、神经、皮肤和足部检查检查可能的糖尿病并发症。实验室测试应评估血糖控制水平(HbA1c 水平)、胆固醇水平和肾病(尿微量白蛋白/肌酐比值和血肌酐)。③肝功能检查应该考虑用于那些可能需要降脂治疗的患者,因为非酒精性脂肪性肝病(NAFLD)在 2 型糖尿病患者中很常见。④在诊断时,应做眼科检查以评估视网膜病变[14,16]。

第四节　预　防

预防的目的是控制 2 型糖尿病的危险因素,早发现、早诊断、早治疗,延缓已发生的糖尿病并发症的进展,降低致残率和病死率,并改善患者的生活质量[5]。

一、筛查

糖尿病有一个很长的无症状期,在此期间,一些人会出现早期并发症,如背景性视网膜病变或微量白蛋白尿。因此建议,40 岁左右、有危险因素的人应该每 3 年进行一次筛查[1,5,14]。

2 型糖尿病的危险因素:①年龄＞40 岁;②一级亲属患有 2 型糖尿病;③有糖尿病前期史;④有妊娠期糖尿病、多囊卵巢综合征史,或伴有与胰岛素抵抗相关的临床状态;⑤心血管疾病、高血压、血脂异常或其他代谢综合征特征;⑥超重(BMI ≥ 24kg/m²)、肥胖(BMI ≥ 28kg/m²)和(或)中心型肥胖(男性腰围≥ 90 cm,女性腰围≥ 85 cm);⑦静坐、久坐的生活方式;⑧高血压[收缩压≥ 140 mmHg(1 mmHg＝0.133 kPa)和(或)舒张压≥ 90 mmHg],或正在接受降压治疗;⑨长期接受抗精神病等药物治疗的患者[5,14-15]。

以上,糖尿病前期人群及中心型肥胖是 2 型糖尿病最重要的高危人群。

尤其是在治疗目标不同和没有患病的情况下,筛查最有可能改善具有心血管疾病危险因素患者的预后[4-5,15]。

空腹血糖、糖负荷后血糖和 HbA1c 作为筛查试验有一定的局限性,这与它们

的检测条件(空腹)、时间消耗(糖负荷后 2h 血糖水平)和成本(HbA1c)有关。也有建议使用风险模型和随机毛细血管血糖水平作为初步筛查试验,但这些方法尚未被广泛采用。

二、血糖监测

目前临床上血糖监测方法包括利用血糖仪进行的毛细血管血糖监测、自我血糖监测、连续血糖监测(continuous blood glucose monitoring,CGM)、HbA1c 和糖化白蛋白(glycosylated albumin,GA)检测等。

1. 自我血糖监测

自我监测血糖可以使患者能够评估他们的个体反应,并评估是否达到了血糖目标[4,6]。

2. 毛细血管血糖监测[5-6]

3. 糖化白蛋白

糖化白蛋白能反映糖尿病患者检测前 2~3 周的平均血糖水平,其正常参考值为 11%~17%[6,17]。

4. 糖化血红蛋白

糖化血红蛋白(HbA1c)水平可反映近几个月的平均血糖水平,对糖尿病并发症有很强的预测价值,可以起到预防作用。HbA1c 检测的频率应根据临床情况、治疗方案和临床医师的判断而定。达到治疗目标且血糖控制稳定的患者应每年至少进行 2 次 HbA1c 检测。HbA1c 检测应该每季度在治疗已经改变或在还未达到血糖目标的患者中进行,表 5-3[2]显示了 HbA1c 水平和平均血糖水平之间的相关性[6,17]。标准的 HbA1c 检测方法的正常参考值为 4%~6%,在治疗之初建议每 3 个月检测一次,一旦达到治疗目标可每 6 个月检查一次[15]。

表 5-3　特定血红蛋白 HbA1c 水平的平均血糖水平

HbA1c 水平(%)	平均血糖水平		平均空腹血糖水平		餐前平均血糖水平		餐后平均血糖水平		睡前平均血糖水平	
	mmol/L	mg/dl	mmol/L	mg/dl	mmol/L	mg/dl	mmol/L	mg/dl	mmol/L	mg/dl
6	7.0	126	—	—	—	—	—	—	—	—
<6.5	—	—	6.8	122	6.5	118	8.0	144	7.5	136
6.50~6.99	—	—	7.9	142	7.7	139	9.1	164	8.5	153
7	8.6	154	—	—	—	—	—	—	—	—
7.00~7.49	—	—	8.4	152	8.4	152	9.8	176	9.8	177
7.50~7.99	—	—	9.3	167	8.6	155	10.5	189	9.7	175

(续表)

HbAlc水平(%)	平均血糖水平		平均空腹血糖水平		餐前平均血糖水平		餐后平均血糖水平		睡前平均血糖水平	
	mmol/L	mg/dl	mmol/L	mg/dl	mmol/L	mg/dl	mmol/L	mg/dl	mmol/L	mg/dl
8	10.2	183	—	—	—	—	—	—	—	—
8.0~8.5	—	—	9.9	178	9.9	179	11.4	206	12.3	222
9	11.8	212	—	—	—	—	—	—	—	—
10	13.4	240	—	—	—	—	—	—	—	—
11	14.9	269	—	—	—	—	—	—	—	—
12	16.5	298	—	—	—	—	—	—	—	—

5. 动态血糖监测

动态血糖监测(CGM)是指通过葡萄糖传感器监测皮下组织间液的葡萄糖浓度变化,可以了解血糖波动的特点,为糖尿病个体化治疗提供依据[5-6,17](见表5-4)。

表5-4 中国成年人动态血糖监测的正常参考值(以24h计算)

参数类型	参数名称	正常参考值
葡萄糖水平	平均葡萄糖水平	<6.6mmol/L
	≥7.8mmol/L的比例及时间	<17%(4h)
	≤3.9mmol/L的比例及时间	<12%(3h)
葡萄糖波动	葡萄糖水平标准差(SD)	<1.4mmol/L

三、行为预防

1. 饮食与营养

长期以来,不健康的饮食一直被认为是糖尿病发病的主要原因[1,18]。

从过去到现在,世界各地的人体重都有增加的趋势,这主要是由于饮食模式的改变和体力活动水平的下降。通过限制热量和加强运动来促进减肥的生活方式干预,可以减少正常人或者糖耐量减低(IGT)的高危患者向糖尿病的转化[18]。

(1)膳食脂肪的数量和质量。

总脂肪摄入量增加被认为直接通过诱导胰岛素抵抗和间接促进体重增加而导致糖尿病,人类代谢研究的结果并不支持高脂肪饮食本身对胰岛素敏感性造成有害影响。脂肪的质量比总脂肪摄入量更重要,而植物性脂肪比动物脂肪的饮食更有利于预防 2 型糖尿病[18,19]。

(2)糖类的数量和质量。

饮食中糖类的相对比例对 2 型糖尿病风险没有明显影响。不过像谷类纤维这样富含纤维的饮食,可能会降低患病的风险。研究显示,来自谷物产品的纤维与患病的风险呈负相关。与谷物纤维相比,来自水果的纤维与疾病风险的负相关性较弱[18-20]。

糖类质量可以通过评估对富含糖类食物的血糖反应来衡量,如血糖指数(glycemic index,GI)和血糖负荷(glycemic load,GL)。与高 GI 和高 GL 饮食相比,低 GI 和低 GL 饮食与较低的疾病风险相关,与饮食中谷类纤维的量无关[18]。

(3)维生素和矿物质。

特定矿物质与 2 型糖尿病之间存在关联。在一项前瞻性研究的荟萃分析中,镁摄入量与糖尿病风险呈负相关。这种关联在超重的参与者中比在正常体重的参与者中更为明显。相反,较高的血铁摄入量与较高的糖尿病风险相关。铁蛋白浓度增加所显示的较高的铁贮存量与较高的糖尿病风险相关[18-19]。

2.运动

每周 150 min 的中等强度体力活动对糖尿病前期患者有好处,中等强度的体力活动能改善儿童和年轻人的胰岛素敏感度,减少腹部脂肪。在这些基础上,除了有氧运动外,一种旨在预防糖尿病的运动养生法可能包括抵抗力训练,打破长时间的久坐也对血糖指数有益,因为这与适度较低的餐后血糖水平有关[21-22]。

第五节　临床用药与防治

一、药物治疗

1.口服降糖用药

根据作用效果的不同,口服降糖药可分为以促进胰岛素分泌为主要作用的药物[如磺脲类、格列奈类、二肽基肽酶(DPP-4)抑制剂]和通过其他机制降低血糖的药物[如双胍类、噻唑烷二酮类、α-糖苷酶抑制剂、钠-葡萄糖偶联转运蛋白(SGLT-2)抑制剂]。

(1)双胍类。

二甲双胍为代表药物,目前临床上使用的双胍类药物主要是盐酸二甲双胍。主要的药理作用是通过减少肝脏葡萄糖的输出和改善外周胰岛素抵抗而降低血糖。许多国家和国际组织制定的糖尿病诊治指南中均推荐二甲双胍作为2型糖尿病患者控制高血糖的一线用药和药物联合中的基本用药[14,23-25]。

二甲双胍主要通过有机阳离子转运蛋白1（HOCT1）进入细胞，并根据药物暴露水平和不同组织内营养代谢的调控而发挥多种胰岛素依赖及非胰岛素依赖性作用[23]。

在治疗剂量下，肠道是二甲双胍作用的主要部位。二甲双胍可以通过抑制钠依赖的胆汁酸转运体增加回肠胆汁酸的可用性以激活肠内分泌L细胞上的G蛋白偶联胆汁酸受体1，提高胰高血糖素样肽-1（GLP-1）的水平，即使在没有口服葡萄糖负荷的情况下，也可以通过抑制有或没有2型糖尿病的个体的GLP-1的循环水平来提高肠道内分泌L细胞上的GLP-1的循环水平。与安慰剂相比，二甲双胍降低了DPP-4的活性。二甲双胍还影响肝脏和肌肉中葡萄糖代谢的昼夜节律控制[5,14-15,23]。

双胍类药物禁用于肾功能不全、肝功能不全、严重感染、缺氧或接受大手术的患者。长期使用二甲双胍者应注意维生素B_{12}缺乏的可能性[1,5,15,24]。

（2）格列奈类。

格列奈类代表药物是那格列奈、瑞格列奈和米格列奈。格列奈类药物通过刺激胰岛素的早时相分泌而降低餐后血糖，可将HbA1c降低0.5%～1.5%。然而，格列奈类的起效相对较快，持续时间较短，适合用作膳食降糖剂[5,15,23-24,26]。

此类药物需在餐前即刻服用，可单独使用或与其他降糖药联合应用（与磺脲类降糖药联合应用需慎重）[5,15,26]。常见不良反应是低血糖和体重增加，但低血糖的风险和程度较磺脲类药物轻，可以在肾功能不全的患者中使用[5]。

（3）磺脲类。

磺脲类药物属于胰岛素促泌剂，主要药理作用是通过刺激胰岛β细胞分泌胰岛素，增加体内的胰岛素水平而降低血糖[23]。磺脲类药物可使HbA1c降低1.0%～1.5%。有肾功能轻度不全的患者，宜选择格列喹酮[5,15,24-25]。

（4）噻唑烷二酮类。

噻唑烷二酮类（thiazolidinedione，TZD）药物包括吡格列酮、罗格列酮和曲格列酮等。在我国2型糖尿病患者中开展的临床研究结果显示噻唑烷二酮类可使HbA1c下降0.7%～1.0%[1,5,23,26-27]。

噻唑烷二酮类化合物是过氧化物酶体增殖物激活受体γ（peroxisome proliferators-activated receptorγ，PPARγ）的激动剂，PPARγ的激活减少了肝脏的糖异生，并可能提高β细胞的存活率。通过PPARγ活化将前脂肪细胞分化为新的小型胰岛素敏感型脂肪细胞可以降低循环中游离脂肪酸的水平,从而减少骨骼肌和肝脏中异位脂质的堆积,并通过限制游离脂肪酸作为肝脏糖异生的能源来重新平衡葡萄糖-脂肪酸循环,有利于葡萄糖的利用[23-25]。

噻唑烷二酮类单独使用时不导致低血糖,但与胰岛素或胰岛素促泌剂联合使用时可增加低血糖发生的风险。有心力衰竭、活动性肝炎或转氨酶升高,以及严重骨质疏松和有骨折病史的患者应禁用本类药物[5,26]。

(5)α-葡萄糖苷酶抑制剂。

α-糖葡糖苷酶抑制剂有阿卡波糖、伏格列波糖和米格列醇[15,23-24]。α-糖葡糖苷酶抑制剂竞争性地抑制肠绒毛内肠细胞刷状边缘的 α-葡萄糖苷酶,防止这些酶将二糖和寡糖裂解成单糖。这一作用可延缓糖类的消化和肠道远端的吸收,减少血糖漂移,降低餐内胰岛素水平,适用于以糖类为主要食物成分和餐后血糖升高的患者。与对照组相比,α-糖葡糖苷酶抑制剂治疗还能增加餐后 GLP-1 的分泌,减少糖依赖的 GIP 的分泌[1,5,14-15,26]。

α-糖葡糖苷酶抑制剂可与双胍类、磺脲类、噻唑烷二酮类或胰岛素联合使用。此类药一般对肾功能无影响,但随着肾功能降低,血药浓度显著增加。肾小球滤过率(GFR)<25ml/(min·1.73m²)应禁用阿卡波糖,GFR<30ml/(min·1.73m²)慎用伏格列波糖[5,24-25,27]。

(6)二肽基肽酶-4 抑制剂。

目前可用的二肽基肽酶-4(dipeptidyl peptidase-4,DPP-4)抑制剂(如西格列汀、维达格列汀、沙格列汀、利格列汀和阿格列汀)被批准为单一疗法、双重疗法、三联疗法以及与胰岛素联合使用[5,25,28]。DPP-4 抑制剂通过抑制 DPP-4 而减少 GLP-1 在体内的失活,使内源性 GLP-1 的水平升高[5,14,23-24,27]。

单独使用 DPP-4 抑制剂不增加低血糖发生的风险,DPP-4 抑制剂对体重的作用为中性或轻度增加[5]。在二甲双胍联用西格列汀的基础上加格列苯脲、格列奇特缓释片、瑞格列奈或阿卡波糖后可以进一步降低 HbA1c[5,25-26]。

(7)钠-葡萄糖协同转运蛋白 2 抑制剂。

钠-葡萄糖协同转运蛋白 2(sodium-dependent glucose transporters 2,SGLT 2)抑制剂为达格列净、恩格列净和卡格列净。当饮食和锻炼不足,以及二甲双胍不耐受时,此类药可以作为单一疗法使用,也可以作为其他降糖药的联合用药,包括胰岛素[14,23,25-26]。

SGLT2 抑制剂通过抑制肾脏肾小管中负责从尿液中重吸收葡萄糖的 SGLT2 降低肾糖阈,促进尿葡萄糖排泄[14,23-24]。

SGLT2抑制剂与其他口服降糖药物比较,其降糖疗效与二甲双胍相当。对于患有心血管高危风险的糖尿病患者,该药物可使主要心血管不良事件和肾脏事件复合终点发生发展的风险显著下降。在中度肾功能不全的患者可以减量使用此类药物[1,5,25,27-28]。

(8)多巴胺D2受体激动剂。

速释型溴隐亭是一种多巴胺D2受体激动剂,在欧洲以外的一些国家获得许可用于治疗2型糖尿病[1,4]。该药早上可提高下丘脑多巴胺水平,有助于降低交感神经张力,抑制肝脏葡萄糖的产生,改善外周葡萄糖的利用,而不影响胰岛素水平[23-24,26]。与安慰剂相比,速释型溴隐亭加入剂可降低HbA1c和空腹血糖,但对餐后血糖无影响[5,23]。

溴隐亭暂无低血糖、低血压或心血管效应的风险。与安慰剂相比,溴隐亭可增加胃肠道不良反应(如恶心、呕吐)。另外,溴隐亭作为降糖剂(包括胰岛素)的单一疗法或联合用药被证明降低了心血管疾病风险[1,5,23,27-28]。

(9)胆汁酸隔离剂。

胆汁酸隔离剂是公认的治疗血脂异常的药物,与降低心血管疾病的风险有关。作用机制可能涉及胆汁酸沿肠道通过,激活L细胞上的胆汁酸受体,导致GLP-1的分泌。胆汁酸隔离剂抑制胆汁酸反流到肝脏,也可能抑制肝受体激活的葡萄糖代谢。与服用二甲双胍、磺脲类药物、吡格列酮或胰岛素的安慰剂相比,此药可使HbA1c降低0.30%～0.54%,没有增加低血糖或体重增加的风险[23-24,28]。

(10)普拉林肽。

普拉林肽是胰岛淀粉样多肽的可溶性类似物,于2005年作为基础推注胰岛素方案的可注射餐时辅助物。它通过中枢调节效应来辅助血糖控制和体重控制。此药可使HbA1c略有下降(0.3%～0.6%),同时体重减少1～2 kg。在治疗中加入普拉林肽,需要调整剂量以降低恶心和低血糖的风险[5,23,27-28]。

2.非口服类降糖药

(1)胰岛素。

根据来源和化学结构的不同,胰岛素可分为动物胰岛素、人胰岛素和胰岛素类似物。胰岛素类似物与人胰岛素相比控制血糖的效能相似,但在减少低血糖发生风险方面胰岛素类似物优于人胰岛素[5,15,23,27-29]。

(2)GLP-1受体激动剂。

GLP-1受体激动剂是T2DM合并有血管高危险因素患者的首选药,代表药物有艾塞那肽、利拉鲁肽、利司那肽、贝那鲁肽、阿必鲁肽和度拉糖肽。其中度拉糖肽和阿必鲁肽被批准为二甲双胍不耐受患者的单一疗法用药[5,23-26]。

GLP-1 受体激动剂通过激动 GLP-1 受体而发挥降血糖作用,有助于降低空腹血糖和餐后血糖[5,24]。若单独使用 GLP-1 受体激动剂不明显增加低血糖发生的风险[5,15]。

(3)胰岛素泵。

糖尿病技术进步的主要领域是持续皮下胰岛素输注(continuous subcutaneous insulin infusion,CSII)、胰岛素泵的使用和 1 型糖尿病和 2 型糖尿病患者管理的持续血糖监测(continuous glucose monitoring,CGM)系统的可用性。据估计,在美国有 40 万名 1 型糖尿病患者正在使用胰岛素泵,这项技术可进一步改善血糖控制、减少严重低血糖发作和提高生活质量[18]。

二、代谢手术

一些胃肠道手术,包括部分胃切除和减肥手术[30],促进了 2 型糖尿病的显著、持久的改善。胃肠道干预已被建议作为治疗 2 型糖尿病的一种方法[30-32]。

1.适应证

年龄在 18~60 岁,一般状况较好,手术风险较低,经生活方式干预和各种药物治疗难以控制的 2 型糖尿病患者,可考虑代谢手术治疗[31-33]。

2.术式的选择

腹腔镜手术方式主要有以下 4 种[30,32-34]:

(1)袖状胃切除术。

袖状胃切除术需要切除约 80% 的胃,留下"袖管"样的长管状胃通道,限制食物摄取手术操作相对简单,术后并发症较少,并发症及再次手术率是所有代谢手术中最低的。

(2)胃旁路术。

这一手术旷置了远端胃大部、十二指肠和部分空肠,既限制胃容量又减少营养吸收,使肠-胰岛轴功能恢复正常。用于 2 型糖尿病病程相对较长需要减重更多的患者。

(3)可调节胃束带术。

可调节胃束带术属限制性手术,将环形束带固定于胃体上部形成近端胃小囊,并将出口直径限制在 12 mm 内,在束带近胃壁侧装有环形水囊,并与置于腹部皮下的注水装置相连。此种术式再手术率和复发率较高,故目前临床上已很少使用。

(4)胆胰旁路术。

虽然减重效果好,2型糖尿病缓解率可达95%,但手术操作极为复杂,并发症和死亡率均较高。对于BMI$\geq$50kg/m^{2}的严重肥胖伴2型糖尿病患者可以考虑选择此种术式。目前临床上较少使用[32,34]。

三、饮食与运动

1. 营养

根据美国糖尿病学会(ADA)2017年版膳食指南及《中国糖尿病医学营养治疗指南》的要求,确定糖尿病医学营养治疗的目标[1,5,15,18]:①维持健康体重。②供给营养均衡的膳食。③达到并维持理想的血糖水平。④减少心血管疾病的危险因素。

(1)糖类。

对糖类的数量、质量的选择是血糖控制的关键环节。低血糖指数食物有利于血糖控制,HbA1c有更显著的降低。过量食用高果糖饮料会对内脏脂肪的选择性沉积、脂代谢、血压、胰岛素敏感性和新的脂肪生成产生不利影响。天然存在于新鲜水果中的果糖消化和吸收较慢,因此不太可能对人体有害[1,18,35]。

(2)蛋白质。

对于那些采用能量减量饮食减肥的人来说,增加蛋白质摄入量(热量的百分比)是很重要的,因为使用总热量的固定百分比来估计蛋白质需要量可能会导致蛋白质摄入量不足和肌肉减少[5,18]。

(3)脂肪。

为了支持新陈代谢目标,摄入的脂肪类型比总脂肪摄入量更重要[18,35]。

(4)饮食模式。

一些饮食模式,如低碳水化合物饮食、地中海饮食和高蛋白饮食,在改善糖尿病患者的血糖控制和心血管疾病危险因素方面是有效的[5,18]。

与其他经常使用的饮食相比,地中海饮食的参与者在血糖控制和胰岛素敏感性方面的改善更大。地中海饮食与低脂饮食相比,降低了糖尿病超重患者对降血糖药物的需求[5]。在中度肥胖糖尿病患者的地中海饮食中,降糖药物的需求较低脂肪饮食患者减少。

素食或纯素食饮食已经在糖尿病患者中有过研究,但在这些研究中,改善血糖控制或心血管疾病风险的报告并不一致。素食饮食的效果可能很难分离出来,因为许多试验都实施了热量限制。在一项为期74周的干预试验中,一名素食主义者没有能量限制的饮食导致体重减轻,改善了空腹血糖、三酰甘油和低密度脂蛋白胆固醇,在控制药物变化后,素食饮食比传统饮食更有益[5]。

不同饮食模式为糖尿病管理提供了一系列饮食选择,同时关注总体饮食质量、治疗目标以及个人和文化食物偏好[18]。

(5)维生素和矿物质。

应该让糖尿病患者了解通过均衡的饮食获得每日维生素和矿物质需求的重要性,长期服用二甲双胍者应预防维生素 B_{12} 缺乏[18]。

2.运动

运动作为糖尿病治疗,特别是 2 型糖尿病治疗的基石,其重要性得到了这一领域的主要国际科学组织(如国际糖尿病联合会、欧洲糖尿病研究协会和美国糖尿病协会)的认可。

(1)有氧运动。

建议每周至少进行 150 min 中等强度的有氧运动,每周至少 3 天,不超过连续 2 天不锻炼[1,36]。有氧运动可以全天进行至少 10 min 的锻炼,并且可以进行中度运动和剧烈运动的组合以达到建议的总有氧运动量。对于大多数 2 型糖尿病患者,快走是中等强度的有氧运动,而慢跑是剧烈的有氧运动[1,36]。

(2)阻力运动。

尽管有氧运动量不是一致的,但除了有氧运动外,还建议进行阻力锻炼以增强肌肉健康[18,36]。在同一运动课中结合有氧运动和阻力运动比单独进行有氧运动或阻力运动对血糖控制的影响更大[36]。

(3)灵活性练习。

还建议进行灵活性练习,这对患有 2 型糖尿病的老年人特别有用[36]。

五、中药

古人所述消渴病,多以"三多一少"为主要表现,以阴虚为本,燥热为标主论,采用上、中、下三消辨证。

糖尿病中医称为"消渴病"或"糖络病",多以禀赋异常、情志失调、过食肥甘、久坐少动为始动因素,以中满内热为核心病机。糖尿病全程分为郁、热、虚、损 4 个自然演变分期。郁阶段多见于糖尿病前期,热阶段多见于糖尿病早期,虚阶段多见于糖尿病中期,损阶段多见于糖尿病晚期[4,6]。

1.越鞠丸

越鞠丸出自《丹溪心法》,有理气化痰之效。主治早期气滞痰阻证:形体肥胖,腹型肥胖,或见脘腹胀闷,心烦口苦,大便干结,舌质淡红,苔白腻或厚腻,脉弦滑。

由香附、川芎、苍术、栀子、神曲、半夏、佩兰、陈皮等配制。其中口苦、舌苔黄者加黄连、瓜蒌,脘腹胀闷甚者加枳实[13]。

2. 白虎加人参汤

白虎加人参汤出自《伤寒论》,清热泻火,生津止渴。主治早期热盛伤津证,由生石膏、知母、太子参、黄连、天花粉、生地黄、麦门冬、牛膝、葛根等配制[37-38]。

3. 逍遥散

逍遥散出自《太平惠民和剂局方》,疏肝健脾,理气和中。主治早期肝郁脾虚证,组成药物有柴胡、当归、茯苓、白芍、白术、薄荷、川牛膝、升麻、竹叶等[37,39]。

4. 二陈汤

二陈汤出自《太平惠民和剂局方》,燥湿运脾,化痰降浊。主治早期痰浊中阻证,组成药物有半夏、陈皮、茯苓、白术、猪苓、泽泻、桂枝、苍术、厚朴、川牛膝、升麻、柴胡等[37,40]。

5. 葛根芩连汤合三仁汤

葛根芩连汤合三仁汤出自《伤寒论》和《温病条辨》,清热化湿,理气和中。主治早期湿热蕴结证,组成药物有葛根、黄芩、黄连、厚朴、半夏、苦杏仁、白蔻仁、薏苡仁、滑石、通草、白术等[37,41]。其中葛根芩连汤是最常用的中药复方之一,研究发现有助于缓解患者肠道微生物群的结构调节[42,43],且可明显改善患者的糖脂代谢[42,44]。

6. 小陷胸汤

小陷胸汤出自《伤寒论》,有清热化痰之效。主治早期痰(湿)热互结证:形体肥胖,腹部胀大,渴喜冷饮,易饥多食,心烦口苦,大便干结,小便色黄,舌质、淡红,苔黄腻,脉弦滑,或见五心烦热,盗汗,腰膝酸软无力,舌质红,苔少,脉弦细数。组成药物有瓜蒌、半夏、黄连、枳实。其中口渴喜冷者加生石膏、知母等;腹部胀满者加炒莱菔子、焦槟榔;偏湿润困脾者治以健脾和胃,清热祛湿,用六君子汤加减治疗[13]。

7. 六君子汤

六君子汤出自《校注妇人良方》,有健脾化痰之效。主治中期脾虚痰湿证:形体肥胖,腹部增大,或见倦怠无力,纳呆便溏,口淡无味或黏腻,舌质淡有齿痕,苔薄白或腻,脉濡缓。组成药物有党参、白术、茯苓、甘草、陈皮、半夏、荷叶、佩兰等。其中倦怠乏力者加黄芪,食欲缺乏者加焦三仙,口黏腻者加薏苡仁、豆蔻[13]。

8. 生脉散合玉液汤

生脉散合玉液汤出自《丹溪心法》和《医学衷中参西录》,有益气养阴,生津止渴之效。治疗中期气阴两虚证,组成药物有太子参、麦门冬、五味子、黄芪、生地黄、山药、葛根、天花粉、丹参等[37,41,45]。

9.杞菊地黄丸、麦味地黄汤

杞菊地黄丸、麦味地黄汤分别出自《小儿药证直诀》和《寿世保元》,有滋补肝肾,养阴润燥之效。治疗晚期肝肾阴虚证,组成药物有生地黄、山萸肉、炒山药、茯苓、泽泻、牡丹皮、枸杞子、菊花。其中,视物模糊者加茺蔚子、桑葚子;头晕者加桑叶、天麻等[13,37]。

10.金匮肾气丸

金匮肾气丸出自《金匮要略》,有滋阴温阳,补肾固涩之效。治疗晚期阴阳两虚证,组成药物有附子、肉桂、熟地黄、山萸肉、枸杞子、炒山药、茯苓、泽泻、巴戟天、肉苁蓉、菟丝子、鹿角胶等[37,46]。

11.消渴丸

滋肾养阴,益气生津,治疗气阴两虚证。药物组成有葛根、地黄、黄芪、天花粉、玉米须、南五味子、山药等[37,47-48]。

12.参芪降糖颗粒

益气养阴,滋脾补肾,治疗气阴两虚证。药物组成有人参、黄芪、麦冬、覆盆子、天花粉、地黄、茯苓、枸杞子、泽泻、五味子、山药等[37,49]。

13.参芪降糖胶囊

益气养阴,滋脾补肾,治疗消渴病。药物组成有人参茎叶皂苷、五味子、黄芪、山药、地黄、覆盆子、麦冬、茯苓、天花粉等[37,49]。

14.麦芪降糖丸

益气养阴,生津除烦,治疗气阴两虚证。药物组成:麦冬、黄芪、地黄、党参、天花粉、五味子、女贞子、牡丹皮等[37]。

15.黄芩-黄连药对

黄芩性寒、味苦,具有清热燥湿、泻火解毒的功效,苦寒主降,能使少阳邪热内消,清半里之邪;黄连性寒、味苦,具有清热燥湿、泻火解毒的功效[50]。黄芩黄连配伍可改善胰岛素抵抗,保护胰岛β细胞,调节糖、脂代谢,改善肠道菌群等作用。其中内含的黄芩苷可明显降低血糖、血总胆固醇和肝总胆固醇、丙二醛的水平[51]。小檗碱可明显改善2型糖尿病模型大鼠的空腹血糖和稳态模型胰岛素抵抗指数,高剂量可降低胰岛素抵抗[53],也有研究发现小檗碱可增加IL-6诱导胰岛素抵抗的3T3-L1脂肪细胞脂联素基因mRNA的表达,改善胰岛素抵抗状态[52]。

16.桃红四物汤

桃红四物汤出自《医宗金鉴》,有活血化瘀之效。治疗晚期兼血瘀证:肢体麻木或疼痛,下肢紫暗,胸闷刺痛,卒中偏瘫,或语言謇涩,眼底出血,唇舌紫暗,舌有瘀斑或舌下青筋显露,苔薄白,脉弦涩。组成药物有桃仁、红花、当归、生地黄、川芎、枳壳、桔梗、炙甘草。其中,瘀阻经络者加地龙、全蝎,瘀阻血脉者加水蛭[13]。

另外,还有诸如小柴胡汤(《伤寒杂病论》)、乌梅丸(《伤寒论》)、干姜黄芩黄连人参汤、半夏泻心汤等中药方,对2型糖尿病的治疗均有一定效果[41]。

参考文献

[1] DEFRONZO R A, FERRANNINI E, GROOP L, et al. Type 2 diabetes mellitus[J].Nat Rev Dis Primers, 2015(1): 15019.

[2] VIJAN S. Type 2 Diabetes.[J].Ann Intern Med,2019,171(9): ITC65 - ITC80.

[3] 田宏扬,谷成英.2型糖尿病诊疗进展——全科医师需知[J].上海医药,2020,41(12):9 - 17,62.

[4] 中华医学糖尿病学分会. 中国2型糖尿病防治指南(2017年版)[J].中国实用内科杂志,2018,38(4):292 - 344.

[5] ZHENG Y, LEY S H, HU F B. Global aetiology and epidemiology of type 2 diabetes mellitus and its complications[J]. Nat Rev Endocrinol. 2018,14(2):88 - 98.

[6] 中华医学会糖尿病学分会.中国2型糖尿病防治指南(2020年版)[J].中华内分泌代谢杂志,2021,37(4):311 - 398.

[7] CHATTERJEE S, KHUNTI K, DAVIES M J.Type 2 diabetes.[J].Lancet, 2017, 389(4): 2239 - 2251.

[8] CHAMBERLAIN J J, RHINEHART A S, SHAEFER C F JR, et al. Diagnosis and management of diabetes: Synopsis of the 2016 American Diabetes Association Standards of Medical Care in diabetes[J]. Ann Intern Med. 2016,164(8):542 - 552.

[9] Kahn S E, Cooper M E, Del Prato S. Pathophysiology and treatment of type 2 diabetes: perspectives on the past, present, and future[J]. Lancet, 2014,383(9922):1068 - 1083.

[10] MA Q, LI Y, LI P, et al. Research progress in the relationship between type 2 diabetes mellitus and intestinal flora[J]. Biomed Pharmacother,

2019,117:109138.

[11] GURUNG M，LI Z，YOU H，et al. Role of gut microbiota in type 2 diabetes pathophysiology[J]. EBioMedicine，2020(51):102590.

[12] UPADHYAYA S，BANERJEE G. Type 2 diabetes and gut microbiome：at the intersection of known and unknown[J]. Gut Microbes，2015,6(2):85 - 92.

[13] 仝小林,毕桂芝,李林.肥胖及相关疾病中西医诊疗[M].北京:人民军医出版社,2010:155 - 166.

[14] 王儒.糖尿病防治新理念——解读《中国 2 型糖尿病防治指南(2017 版)》[J]. 江苏卫生保健,2018,(9):14 - 16.

[15] LI Y，TENG D，SHI X，et al. Prevalence of diabetes recorded in mainland China using 2018 diagnostic criteria from the American Diabetes Association：national cross sectional study[J]. BMJ. 2020,369:m997.

[16] NATHAN D M. Diabetes：Advances in diagnosis and treatment[J]. JAMA. 2015,314(10):1052 - 1062.

[17] UMPIERREZ G E, KLONOFF D C. Diabetes technology update：use of insulin pumps and continuous glucose monitoring in the hospital[J]. Diabetes Care，2018,41(8):1579 - 1589.

[18] LEY S H, HAMDY O, MOHAN V,et al.Prevention and management of type 2 diabetes：dietary components and nutritional strategies[J]. Lancet, 2014,383(9933):1999 - 2007.

[19] LEAN M E J. Low-calorie diets in the management of type 2 diabetes mellitus[J]. Nat Rev Endocrinol, 2019,15(5):251 - 252.

[20] WANG D D, HU F B. Precision nutrition for prevention and management of type 2 diabetes[J]. Lancet Diabetes Endocrinol, 2018,6(5):416 - 426.

[21] AMERICAN DIABETES ASSOCIATION. 3. Prevention or Delay of Type 2 Diabetes：Standards of Medical Care in Diabetes-2021[J]. Diabetes Care. 2021,44(Suppl 1):S34 - S39.

[22] American Diabetes Association.(5) Prevention or delay of type 2 diabetes. [J].Diabetes Care，2015(38)：S31 - 32.

[23] TAHRANI A A, BARNETT A H, BAILEY C J. Pharmacology and therapeutic implications of current drugs for type 2 diabetes mellitus[J].

Nat Rev Endocrinol. 2016,12(10):566-592.

[24] RIDDY D M, DELERIVE P, SUMMERS R J, et al. G protein-coupled receptors targeting insulin resistance, obesity, and type 2 diabetes mellitus [J]. Pharmacol Rev, 2018,70(1):39-67.

[25] BUSE J B, WEXLER D J, Tsapas A,et al. 2019 Update to: Management of hyperglycemia in type 2 diabetes, 2018. A consensus report by the American Diabetes Association (ADA) and the European Association for the Study of Diabetes (EASD)[J]. Diabetes Care, 2020,43(2):487-493.

[26] QASEEM A, BARRY M J, HUMPHREY L L, et al. Oral pharmacologic treatment of type 2 diabetes mellitus: A clinical practice guideline update from the American College of Physicians[J]. Ann Intern Med, 2017,166 (4):279-290.

[27] Davies M J, D'Alessio DA, Fradkin J, et al. Management of hyperglycemia in type 2 diabetes, 2018. A consensus report by the American Diabetes Association (ADA) and the European Association for the Study of Diabetes (EASD)[J]. Diabetes Care, 2018,41(12):2669-2701.

[28] CHAMBERLAIN J J, HERMAN W H, LEAL S, et al.Pharmacologic therapy for type 2 diabetes: Synopsis of the 2017 American Diabetes Association Standards of Medical Care in diabetes[J]. Ann Intern Med, 2017,166(8):572-578.

[29] CAHN A, MICCOLI R, DARDANO A, et al. New forms of insulin and insulin therapies for the treatment of type 2 diabetes[J]. Lancet Diabetes Endocrinol, 2015,3(8):638-652.

[30] RUBINO F, NATHAN D M, ECKEL R H, et al.Metabolic surgery in the treatment algorithm for type 2 diabetes: A joint statement by International Diabetes Organizations[J]. Diabetes Care, 2016,39(6):861-877.

[31] BRITO J P, MONTORI V M, DAVIS A M. Metabolic surgery in the treatment algorithm for type 2 diabetes: A joint statement by International Diabetes Organizations[J]. JAMA. 2017,317(6):635-636.

[32] ARTERBURN D E, COURCOULAS A P. Bariatric surgery for obesity

and metabolic conditions in adults[J]. BMJ. 2014,27(349):g3961.

[33] NGUYEN N T, VARELA J E. Bariatric surgery for obesity and metabolic disorders: state of the art[J]. Nat Rev Gastroenterol Hepatol, 2017,14 (3):160-169.

[34] PAREEK M, SCHAUER P R, KAPLAN L M, et al.Metabolic surgery: Weight loss, diabetes, and beyond[J]. Am Coll Cardiol, 2018,71(6):670-687.

[35] American Diabetes Association. 8. Obesity management for the treatment of type 2 diabetes: standards of medical care in diabetes-2021[J]. Diabetes Care, 2021,44(Suppl 1):S100-S110.

[36] MENDES R, SOUSA N, ALMEIDA A, et al. Exercise prescription for patients with type 2 diabetes-a synthesis of international recommendations: narrative review[J]. Br Sports Med, 2016,50(22):1379-1381.

[37] 庞国明,倪青,张芳.2型糖尿病病证结合诊疗指南[J].中医杂志,2021,62(4):361-368.

[38] 刘军.白虎人参汤加减治疗2型糖尿病的临床观察[J].糖尿病新世界,2020,23(9):78-79,82.

[39] 苟文伊,叶乃菁,姜燕.消渴不寐的中医论治进展[J].中医药临床杂志,2021,33(1):166-170.

[40] 廉波,赵泉林.加味二陈汤治疗脾瘅疗效观察[J].山东中医杂志,2014,33(6):437-439.

[41] 庞国明,王凯锋,谢卫平,等.中医药治疗2型糖尿病临床研究进展[J].光明中医,2020,35(21):3481-3484.

[42] 孙洪平,范尧夫,刘超.葛根芩连汤治疗糖尿病的研究进展[J].临床医药实践,2019,28(12):934-937.

[43] 章常华,马广强,邓永兵,等.葛根芩连汤对KK-Ay糖尿病小鼠血浆中LPS、TNF-α、IL-6及肠道菌群的影响[J].中草药,2017,48(8):1611-1616.

[44] 熊淑平,章常华,邓永兵,等.葛根芩连汤改善KK-Ay糖尿病小鼠糖脂代谢作用的实验研究[J].时珍国医国药,2016,27(9):2090-2092.

[45] 张采琼,黄美艳,蔡秀江.生脉散临床应用研究进展[J].实用中医药杂志,2020,36(3):409-411.

[46] 万素云.葛根芩连汤联合金匮肾气丸对2型糖尿病患者血糖及体型的影响

[J].河南医学研究,2020,29(11):2055-2056.

[47] 陈志平,施红.糖尿病治疗的安全用药[J].实用糖尿病杂志,2020,16(5):133-134.

[48] 李秀霞,赵志伟.复方中药治疗糖尿病的进展[J].心理月刊,2020,15(12):240.

[49] 佘卫吉,刘继彰,巩慧.参芪降糖颗粒治疗2型糖尿病的临床研究[J].世界中医药,2019,14(12):3294-3297.

[50] 丁美林,董宏利,江国荣,等.黄芩-黄连配伍治疗2型糖尿病的研究概述[J].中国药房,2019,30(17):2440-2444.

[51] 周鹏,华芳,王茜.黄芩-黄连药对有效成分防治2型糖尿病的实验研究进展[J].广东化工,2019,46(13):75-76.

[52] 章常华,李冰涛,屈飞,等.小檗碱对白介素-6诱导胰岛素抵抗3T3-L1脂肪细胞脂联素表达的影响[J].中国实验方剂学杂志,2012,18(23):164-167.

第六章　代谢综合征

第一节　疾病简介与流行病学

一、疾病简介

代谢综合征(metabolic syndrome，MS)是指人体的蛋白质、脂肪、糖类等物质发生代谢紊乱的病理状态,是一组复杂的代谢紊乱症候群,包括腹部肥胖、超重、动脉粥样硬化、血脂异常、高三酰甘油(TG)血症、高密度脂蛋白胆固醇(HDL-C)含量低、高血压、胰岛素抗性及葡萄糖耐量异常等[1-2]。大多数代谢综合征患者都属于绝对肥胖,在这些人中,上身肥胖的人最容易患上代谢综合征,过多的内脏脂肪与代谢综合征密切相关[3]。

二、流行病学

代谢综合征越来越常见,预计到 2035 年代谢综合征的发病率将增加约53%[1-2]。代谢综合征的发病率通常与肥胖症和 2 型糖尿病的发病率相关。根据世界卫生组织(WHO)的标准,中国肥胖症的患病率从 14.6%上升到 21.8%。在城市,代谢综合征的发生率从 8%增加到 10.6%,在农村则从 4.9%增加到 5.3%。在大多数工业化国家,代谢综合征在总人口中的患病率约为 20%,并随着年龄的增长而增加[4]。

第二节　发病机制

代谢综合征定义了一系列相关危险因素。这些因素包括代谢异常,如高血糖、高三酰甘油水平、低高密度脂蛋白胆固醇水平、高血压和肥胖(主要是中枢性肥胖)等[5]。

（一）胰岛素抵抗与代谢综合征

代谢综合征的核心是胰岛素抵抗，胰岛素抵抗会引起一系列后果，损害重要器官。胰岛素抵抗同时启动了胰岛细胞上的一系列炎症反应并导致高糖毒性和脂毒性，这些都对β细胞造成明显的损害。胰岛素抵抗个体的内皮功能障碍表现为黏附因子增多、平滑肌细胞增生以及血管扩张功能下降，进而加重 MS[5]。

（二）脂肪因子与代谢综合征

内脏脂肪堆积是代谢综合征的重要特征，也是导致胰岛素抵抗的主要原因。过多游离脂肪酸沉积会导致脂肪肝，引起肝酶水平升高，甚至肝脏结构的改变，触发代谢综合征[5]。

1.脂联素

脂联素能够直接或间接增加胰岛素的敏感性，促进肌肉对脂肪酸的摄取及代谢，降低游离脂肪酸及三酰甘油浓度以解除高脂血症所引起的胰岛素抵抗。脂联素还可以抑制肿瘤坏死因子-α（TNF-α）基因表达，对炎症反应起负调节作用[6]。腹部或内脏脂肪细胞分泌脂肪细胞因子的缺陷可能导致代谢综合征，如肥胖、冠心病、糖尿病和高血压的患者循环脂联素水平较低[6]。

2.抵抗素

抵抗素具有拮抗胰岛素作用，可能通过与胰岛素敏感组织上的受体结合后，抑制胰岛素刺激脂肪细胞摄取葡萄糖的能力，抵抗素可能是代谢综合征之间的连接点之一。

3.纤溶酶原激活物抑制剂-1

代谢综合征患者纤溶酶原激活物抑制剂-1（plasminogen activator inhibitor-1，PAI-1）活性明显增高。纤维蛋白原和 PAI-1 可共同导致高凝状态，促进心脑血管疾病的发生与发展[6]。

（三）炎症与代谢综合征

代谢综合征患者往往存在慢性低度炎症[7]。

核因子-κB（NF-κB）能够将代谢综合征与胰岛素抵抗联系起来，在代谢综合征中，NF-κB 可以通过多种方式激活，如微生物来源的内毒素、游离脂肪酸、晚期糖基化终末产物、炎症细胞因子、氧化应激和内质网应激都激活了 NF-κB 激酶亚基 2（NF-kB kinase subunit 2，IKK2）的炎症信号级联反应。激活后，IKK2 会磷酸化胰岛素受体底物（insulin receptor substrate，IRS）抑制 Ser 位点上的蛋白，从而诱导胰岛素抵抗，引起机体代谢紊乱[8]。

营养和能量过剩会引起代谢紊乱诱导的慢性低度炎症，代谢性炎症是由于代谢性因素介导的炎症,长期维持在亚急性水平。代谢性炎症涉及的信号转导通路与经典炎症类似。炎症信号对胰岛素信号通路的直接影响主要由炎性激酶、细胞因子和趋化因子介导。促炎细胞因子(如 IL-1β、TNF-α 和 IL-6)的受体活化导致下游蛋白激酶的激活,增加了其他炎性介质的释放,导致胰岛素抵抗。炎症信号还可通过调节各种代谢途径来间接影响胰岛素的作用。炎症反应中产生的神经酰胺合酶能够促进神经酰胺的生成,其水平与代谢综合征中的胰岛素抵抗密切相关[8]。

(四)血脂异常与代谢综合征

代谢综合征与动脉粥样硬化性血脂异常有关,其特征是高三酰甘油水平和低浓度的 HDL-C。这两个特征与体重增加和心血管疾病风险增加相关。过度摄入精制糖类、饱和脂肪和反式脂肪酸会导致体重增加和血脂异常,导致 2 型糖尿病的发展,最终导致胰岛素抵抗。此外,胰岛素抵抗还导致异位脂肪酸沉积[9]。

(五)肠道微生物与代谢综合征

肠道微生物群与机体代谢的相互作用已被证明是由多种因素介导的,高脂肪、低纤维饮食会引起肠道营养不良,导致异常的代谢产物破坏胰高血糖素样肽-2(GLP-2)介导的紧密连接完整性。这种完整性的丧失使肠道上皮更易进入微生物内毒素,从而导致三甲胺和其他代谢产物进入循环系统,并导致肝脏和脂肪组织的慢性低度炎症,这种炎症与代谢综合征相关的其他疾病高度相关[10]。

短链脂肪酸(short-chain fatty acids,SCFA)是膳食纤维微生物发酵的代谢终产物,在减轻长期血脂异常方面具有潜在的治疗作用。研究发现,当肠道菌群大量产生乙酸盐时,它可以激活副交感神经系统,导致葡萄糖刺激的胰岛素分泌、生长素释放分泌肽分泌、刺激食欲和调节代谢。该数据表明微生物代谢物,即来自膳食纤维发酵的 SCFA 在正常状态下,可能对血脂异常和代谢综合征的形成具有保护作用。当 SCFA 产生过多时,可能会促进血脂异常和代谢综合征[10]。

(六)胰岛 β 细胞功能障碍与代谢综合征

代谢综合征中的 β 细胞补偿和功能障碍,营养过剩或缺乏运动的生活方式可引起胰岛素抵抗性疾病或诱导胰岛素从胰岛 β 细胞分泌过多。不论哪种情况,都可以建立一个反馈周期以加剧胰岛素抵抗并增加胰岛素分泌,且均可触发代谢综合征及其相关并发症。β 细胞线粒体功能失调可损害葡萄糖代谢与胰岛素分泌的耦合,随后触发氧化应激和活性氧,从而进一步恶化 β 细胞功能水平,并最终促进 β 细胞衰竭,从而促进代谢综合征发生发展[9]。

(七)高血糖与代谢综合征

大多数代谢综合征患者存在一定程度的血糖升高。代谢综合征患者高血糖的主要原因是胰岛素抵抗,但在其他方面,正常人胰岛素抵抗可以通过代偿性高胰岛素血症可以避免血糖升高,只有当胰腺细胞的功能开始下降时,葡萄糖水平才会开始上升[3]。

代谢综合征发病机制见图 6-1。

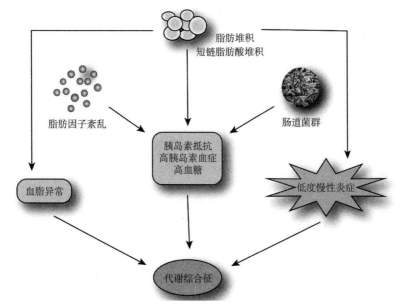

图 6-1　代谢综合征发病机制

第三节　诊　断

根据国家胆固醇教育计划（National Cholesterol Education Program, NCEP）——成人治疗组 III 指南,存在以下 3 种或 3 种以上异常,可判定为代谢综合征[11]。

（一）诊断标准[12]

（符合以下 3 项或 3 项以上）

（1）腹型肥胖:腰围男性≥90cm,女性≥85cm。

（2）高血糖:空腹血糖≥6.1mmol/L 或糖负荷后 2h 血糖≥7.8mmol/L。

（3）高血压:BP≥130/85mmHg。

（4）空腹:三酰甘油≥1.7mmol/L。

（5）空腹:HDL-C＜1.04mmol/L。

（二）诊断成像

腹部肥胖和胰岛素抵抗在代谢综合征的所有代谢特征中起着特别突出的作

用。肥胖,特别是腹部肥胖,也可以激起或加重代谢综合征的胰岛素抵抗。检测和监测腹部肥胖和胰岛素抵抗的发展,对于有效预防和治疗代谢综合征患者至关重要[13]。影像学为理解代谢综合征的腹部肥胖和胰岛素抵抗发病机制提供了重要线索。此外,诊断性影像学对于早期发现靶器官损伤和诊断代谢综合征并发症至关重要[13]。

1. 双能 X 射线吸收法、超声检查和计算机断层成像(CT)

用于定量脂肪组织的成像方法包括双能 X 射线吸收法。双能 X 射线吸收法测量 2 种 X 射线光子能量的衰减,以区分脂肪和骨矿物质,尽管不能区分腹腔内脏脂肪组织和皮下脂肪组织,但最近的研究已经开发出了在躯干内分割脂肪的算法[13]。

超声检查(US)被用来通过组织中的声波反射来测量腹腔内脏脂肪和皮下脂肪组织。安全、无创、适用、快速且相对便宜等特点,但超声检查要求操作员具有丰富经验和较高的技能,且缺乏用于客观评估的标准化和可重复的方法内脏脂肪组织的值[13]。

CT 可以以较高的脂肪组织分辨率和相对较高的速度准确评估内脏脂肪组织。

2. 磁共振成像(MRI)

几种 MRI 方法也可用于腹部肥胖的成像,脂肪和肌肉组织在 MRI 中具有不同的纵向和横向弛豫时间(T_1 和 T_2)。此外,MRI 测量的脂肪量显示出与各种人体测量学和生化参数的相关性。由于相关风险很小,MRI 也可用于纵向监测脂肪的变化[13]。

第四节　临床用药与防治

代谢综合征是动脉粥样硬化性心血管疾病和 2 型糖尿病的多重危险因素。它由动脉粥样硬化性血脂异常、血压升高、胰岛素抵抗、血糖升高、促血栓形成状态和促炎症状态组成。过量的能量摄入和伴随的肥胖是该综合征的主要驱动力,生活方式干预可以逆转代谢危险因素,有时也可通过药物或减肥手术来治疗疾病。

一、生活方式干预

代谢综合征的发生原因多为肥胖和久坐,因此,主要的干预措施应该是改变生活方式,即限制热量摄入、改善饮食结构和增加体育活动。如果需要更大的热量限制,可以考虑减肥手术,具有多种危险因素(如代谢综合征)的肥胖患者可能需要进行减肥手术,特别是患者的 BMI>35kg/m² 时。体育活动对代谢综合征有益,有利于热量平衡、降低胰岛素抵抗。此外,它还可以提高身体素质,从而单独降低心血管疾病的风险。因此,引入有规律的体育活动也是代谢综合征临床管理的重要组成部分[3]。

二、药物干预

1.他汀类药物

他汀类药物治疗不仅针对非高密度脂蛋白胆固醇的一线治疗,也可以用于二级预防[3]。

2.烟酸和贝特类

大多数代谢综合征患者血浆三酰甘油升高,降低三酰甘油药物可能对代谢综合征患者有益。例如,在代谢综合征患者中,贝特单药治疗在一级和二级预防中都有益处,然而,风险的降低通常低于他汀类药物治疗。目前高危代谢综合征患者在他汀类药物治疗中加入非诺贝特是合理的。烟酸可降低三酰甘油,也能提高高密度脂蛋白[3]。

3.二甲双胍

二甲双胍的整体降血糖作用是由抑制肝糖异生驱动。二甲双胍导致腺苷一磷酸和相关核苷酸的积聚,抑制腺苷酸环化酶,从而通过蛋白激酶 A 降低环状腺苷一磷酸水平和下游信号,抑制胰高血糖素依赖的肝糖异生[14]。

4.过氧化物酶体增殖物激活受体(PPAR)激动剂

过氧化物酶体增殖物激活受体(PPAR)是核受体家族的成员,凭借其在代谢和能量稳态中的多方面功能,PPAR 已成为防治代谢综合征的潜在靶标。

(1)AVE8134。

AVE8134 是一种新型的 PPARα 激动剂,可以改善血脂紊乱小鼠和代谢综合征大鼠的胰岛素抵抗、血脂状况和糖代谢[15]。

(2)OAE。

油酰乙醇酰胺(oleoylethanolamide,OEA)是一种由小肠产生的天然乙醇酰胺类脂,参与进食和体重的外周调节。OEA 已被证明以高亲和力与 PPARα 结合,诱导饱腹感和刺激脂解。

三、中药

1.加味苓桂术甘汤

苓桂术甘汤出自《伤寒论》,诸药合用,共奏健脾益气、化痰祛湿、活血化瘀之功效。实验表明加味苓桂术甘汤可以改善代谢综合征大鼠的糖脂代谢和胰岛素抵抗,且与罗格列酮疗效相当[16]。

2.中药复方益糖康

中药复方益糖康治疗代谢综合征(痰热互结证),可改善患者的临床症状,提高生存质量[17]。

参考文献

[1] ENGIN ATILLA.The definition and prevalence of obesity and metabolic syndrome.[J].Adv Exp Med Biol,2017(960):1-17.

[2] MARTÍNEZ M C,ANDRIANTSITOHAINA R.Extracellular vesicles in metabolic syndrome[J].Circ Res,2017,120(10):1674-1686.

[3] GRUNDY S M.Metabolic syndrome update[J].Trends Cardiovasc Med,2016,26(4):364-373.

[4] SAKLAYEN M G.The global epidemic of the metabolic syndrome.[J].Curr Hypertens Rep,2018(20):12.

[5] BOULANGÉ C L,NEVES A L,CHILLOUX J. Impact of the gut microbiota on inflammation,obesity,and metabolic disease[J]. Genome Med,2016,8(1):42.

[6] GHADGE A,KHAIRE A A,KUVALEKAR A A. Adiponectin:A potential therapeutic target for metabolic syndrome[J]. Cytokine Growth Factor Rev,2018(39):151-158.

[7] SALTIEL A R,OLEFSKY J M.Inflammatory mechanisms linking obesity and metabolic disease[J]. Clin Invest,2017,127(1):1-4.

[8] CATRYSSE L,VAN LOO G. Inflammation and the metabolic syndrome:The tissue-specific functions of NF-κB[J]. Trends Cell Biol,2017,27(6):417-429.

[9] HUDISH L I,REUSCH J E,SUSSEL L. β Cell dysfunction during progression of metabolic syndrome to type 2 diabetes[J]. Clin Invest,2019,129(10):4001-4008.

[10] WANG L X,GURKA M J,DEBOER M D. Metabolic syndrome severity and lifestyle factors among adolescents[J]. Minerva Pediatr,2018,70(5):

467 - 475.

[11] ZAFAR U，KHALIQ S，AHMAD H U，et al. Metabolic syndrome：an update on diagnostic criteria,pathogenesis,and genetic links[J]. Hormones (Athens),2018,17(3)：299 - 313.

[12] 王永怡,刘峰群,曲建慧.脂肪肝与代谢综合征防治及用药指南[M].北京：人民军医出版社,2010.

[13] KIM S R，LERMAN L O. Diagnostic imaging in the management of patients with metabolic syndrome[J]. Transl Res,2018(194)：1 - 18.

[14] LADEIRAS-LOPES R,FONTES-CARVALHO R,BETTENCOURT N，et al. Novel therapeutic targets of metformin：metabolic syndrome and cardiovascular disease[J]. Expert Opin Ther Targets,2015,19(7)：869 - 877.

[15] DABKE K，HENDRICK G，DEVKOTA S. The gut microbiome and metabolic syndrome[J]. J Clin Invest,2019,129(10)：4050 - 4057.

[16] 倪靖怡,李旷怡,张英俭,等.加味苓桂术甘汤对代谢综合征大鼠脂肪细胞因子和骨骼肌葡萄糖转运蛋白表达的影响[J].广州中医药大学学报,2020,37(9)：1769 - 1774.

[17] 薛玲.中药复方益糖康治疗糖调节受损合并代谢综合征临床及相关基础研究[D].沈阳:辽宁中医药大学,2019.

第七章　多囊卵巢综合征

第一节　疾病简介与流行病学

一、疾病简介

多囊卵巢综合征(polycystic ovarysyndrome,PCOS)是育龄期女性最常见的妇科内分泌和代谢紊乱疾病,由 Stein 和 Leventhal 于 1935 年首次报道,也称 Stein-Leventhal 综合征[1-2]。其特征是高雄激素血症(即男性激素或雄激素效应过强,临床表现为多毛症或生化检测到高雄激素血症或雄激素水平过高)、排卵功能障碍(包括月经功能障碍)和多囊卵巢形态(polycystic ovary morphology,PCOM)[3-6]。多囊卵巢综合征女性患糖代谢异常、2 型糖尿病、不孕症、妊娠并发症、妊娠糖尿病、子宫内膜增生和癌症、血脂异常、阻塞性睡眠呼吸暂停、心血管疾病、代谢综合征、卒中、抑郁和焦虑等疾病风险均增加[1,2,5,7-11]。多囊卵巢综合征与肥胖密切相关,超重会使多囊卵巢综合征的某些特征恶化,如高雄激素血症、月经紊乱、不孕、胰岛素抵抗和血脂异常等[9]。

二、流行病学

在世界范围内,多囊卵巢综合征的流行病学非常相似,但地理因素和种族差异会影响该病的临床表现。多囊卵巢综合征的全球患病率为 4%～21%[7]。不同的人群发病率亦有不同,我国育龄人群多囊卵巢综合征患病率为 5.61%[12]。

在多囊卵巢综合征患者中,超重(BMI 25～29.9kg/m²)和肥胖(BMI>30kg/m²)的患病率可达 80%,有分析表明多囊卵巢综合征妇女超重或肥胖的风险是非多囊卵巢综合征妇女的 2～3 倍[13]。肥胖和伴随的高胰岛素血症进一步增加雄激素水平,高雄激素血症也可能导致多囊卵巢综合征妇女的腹部肥胖[13]。另一方面,与正常体重和普通人群相比,绝经前超重和肥胖妇女患病率更高(约 5 倍)[13]。

多囊卵巢综合征发病率也受到种族的影响,高加索人的流行率高于亚洲妇女[13]。

第二节　发病机制

多囊卵巢综合征的临床表型多样,目前病因不清,常表现家族群聚现象,提示有遗传因素的作用,高雄激素血症和(或)高胰岛素血症可能是 PCOS 患者家系成员同样患病的遗传特征[3]。多囊卵巢综合征具有复杂的病因学,其中多种易感基因与环境因素相互作用,导致疾病发生,其发病机制尚不十分清楚,其可能原因包括胰岛素抵抗、脂肪组织功能障碍、异常类固醇生成和下丘脑-垂体-卵巢轴失调、交感神经活动增加(见图 7 - 1)[4,9,14]。

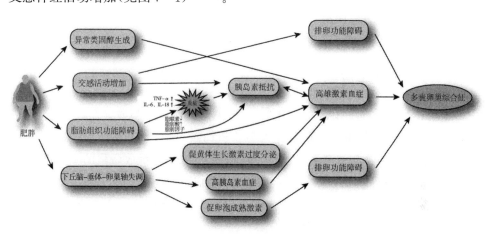

图 7 - 1　多囊卵巢综合征发病机制

一、胰岛素抵抗

胰岛素抵抗(insulin resistance,IR)是大多数多囊卵巢综合征妇女的主要病理特征。多囊卵巢综合征患者胰岛素水平升高可能与促黄体生成素水平升高同时触发卵泡生长停滞,从而导致无排卵有关[9]。胰岛素抵抗和代偿性高胰岛素血症[1]会增加卵巢雄激素的产生,并降低性激素结合球蛋白的产生,从而导致循环血中雄激素过多。雄激素过量会随着肥胖而加重,并影响多囊卵巢综合征患者的生殖功能和临床表型[1,9-10]。

多囊卵巢综合征患者的脂肪细胞胰岛素敏感性降低[15]。血浆脂联素水平与多囊卵巢综合征胰岛素敏感性有关。脂联素在内脏肥胖中下调,低水平的脂联素与胰岛素抵抗风险增加有关[4,9]。

内脏肥胖与肿瘤坏死因子 α(TNF-α)、IL-6 和白细胞介素-18(IL-18)等促炎因子水平升高有关,这些因子是由浸润脂肪组织的巨噬细胞分泌的,与胰岛素抵抗的发病机制有关[13]。TNF-α 对脂肪细胞的影响包括脂解增加,脂联素分泌减少,葡萄糖转运体 4 型表达减少,以及导致胰岛素信号受损;高 TNF-α 可能促进多囊卵巢综合征的胰岛素抵抗和高雄激素血症发生[4]。

二、脂肪组织功能障碍

脂肪组织分泌多种因子参与调节物质代谢、食欲、神经活动、消化和炎症;多囊卵巢综合征患者存在脂肪组织功能紊乱,患有多囊卵巢综合征的女性脂肪细胞功能异常以及脂肪组织炎症状态增加[5];脂肪肥大组织、增生可引起高雄激素血症,这进一步促进了胰岛素抵抗的发展[16]。

三、异常类固醇激素生成

脂肪组织是类固醇激素(包括雄激素)的重要储存和代谢部位[9]。与正常体重的女性相比,超重和肥胖女性的总睾丸激素更高。由于肥胖引起的高胰岛素血症刺激卵巢和肾上腺产生雄激素,增加了垂体对促性腺激素释放激素的敏感性,并增强了卵巢对促性腺激素的反应。进一步促进了高雄激素症[8-9]。

四、下丘脑-垂体-卵巢轴失调

1.出现排卵功能障碍

多囊卵巢综合征患者卵巢分泌过多雄激素,以及高胰岛素血症和卵巢内旁分泌信号的改变会破坏卵泡的生长,随后卵泡阻滞,伴随着月经不调、无排卵性不孕和卵巢周围小腔卵泡的积累,使其具有多囊形态。高胰岛素血症还增强了促黄体生成素(luteinizing hormone,LH)、胰岛素样生长因子 1(insulin-like growth factors-1,IGF-1)刺激的雄激素生成,通过降低肝性激素结合球蛋白生成,提高了血清游离睾丸激素水平。过量胰岛素还通过促成卵泡的黄素化,促进了促卵泡激素(follicle stimulating hormone,FSH)诱导的颗粒细胞分化,从而阻止颗粒卵泡细胞增殖和随后卵泡生长[1]。

2.LH 的过度分泌和 FSH 分泌异常

多囊卵巢综合征与 LH 过度分泌有关,LH 过度分泌又进一步刺激了卵巢囊细胞,从而导致患有多囊卵巢综合征女性体内雄激素水平过高[1,17]。

多囊卵巢综合征女性的血清 FSH 水平通常在正常范围内,但通常低于月经周期正常女性早期水平。FSH 相对较低水平,可能会导致卵巢类固醇生成略有增加,负反馈抑制 FSH 的生成和作用。多囊卵巢综合征中 FSH 的欠佳水平导致卵泡停止发育和无排卵,以及胰岛素抵抗[14]。

五、交感神经活动增加

肥胖与高交感神经活性相关,多囊卵巢综合征女性的卵巢交感神经活动的增加可能会通过刺激雄激素分泌而使症状恶化[15]。内脏脂肪组织被认为具有大量的 β-肾上腺素能受体,具有较高的脂解活性。因此,过量的内脏脂肪组织会导致脂解增加,过多的游离脂肪酸(FFA)可最终导致胰岛素抵抗[15]。

第三节　诊　断

1935 年,Stein 和 Leventhal 首次报告此病,后该病被命名为 Stein-Leventhal 综合征。1960 年由于患者以双侧卵巢囊性增大为特征,故改称为多囊卵巢综合征[1-2]。

鹿特丹标准是使用最广泛的多囊卵巢综合征诊断标准,目前得到大多数科学学会和卫生当局的支持[2-3,5,7,13,15,17,19-20]。即稀发排卵或无排卵,高雄激素的临床表现和(或)高雄激素血症,卵巢多囊性改变:一侧或双侧卵巢直径 2~9mm 的卵泡≥12 个和(或)卵巢体积≥10ml;上述 3 条中符合 2 条,并排除其他高雄激素病因:先天性肾上腺皮质增生、库欣综合征、分泌雄激素的肿瘤、功能性下丘脑性闭经、甲状腺疾病、高泌乳素血症、早发性卵巢功能不全等[12,18]。

此外,我国指南更加强调卵巢功能障碍,将月经稀少、闭经或不规则子宫出血作为诊断的必要条件[12]。

第四节　临床用药与防治

一、非药物疗法

1. 改变生活方式

生活方式干预,包括饮食、锻炼和行为策略,对于多囊卵巢综合征管理至关重要[22]。建议运动疗法和低热量饮食是多囊卵巢综合征妇女肥胖管理中的关键部分,尤其适用于多囊卵巢综合征的青少年或年轻肥胖患者。体重减轻能调节月经周期,改善生育能力,降低胰岛素和睾丸激素的水平,降低痤疮和多毛症的程度,降低心脏代谢危险因素[2,5,10,17,19]。

2.减肥手术

减肥手术可显著降低多囊卵巢综合征妇女的体重、胰岛素抵抗和雄激素血清水平,并恢复排卵[17]。

二、药物治疗

目前多囊卵巢综合征的药物治疗已取代手术治疗作为一线治疗方法。

1.口服避孕药

口服避孕药已作为多囊卵巢综合征妇女的一种传统的可长期应用的常用药物,可作为女性高雄激素血症和月经周期不规律的一线治疗药物[2]。常见的不良反应包括头痛、体重增加、情绪改变、性欲下降等,并可能降低多囊卵巢综合征妇女胰岛素敏感性和糖耐量[12,21]。

2.糖皮质激素

糖皮质激素用于治疗肾上腺合成雄激素过多的高雄激素血症,以地塞米松和强的松的疗效较好[22]。长期应用注意下丘脑-垂体-肾上腺轴抑制的可能性。

3.螺内酯

螺内酯是一种与盐皮质激素醛固酮化学结构相关的类固醇[2]。多项研究表明,螺内酯可以改善多囊卵巢综合征女性的多毛症。口服螺内酯是一种雄激素受体拮抗剂,可以减少末端毛发的生长[10]。

4.氯米芬

氯米芬已经成为多囊卵巢综合征促排卵治疗的首选药物。对于氯米芬抵抗的患者,促性腺激素(Gn)是常用的促排卵药物,包括 FSH 及人类绝经期促性腺激素。对氯米芬抵抗的患者,也可试用来曲唑进行促排卵治疗[1,10,17,23]。

5.醋酸环丙孕酮

如果口服避孕药不能有效治疗多毛症,则在使用在口服避孕药治疗 6 个月后可以添加抗雄激素继续治疗。醋酸环丙孕酮是具有抗雄激素特性的孕激素,是该治疗类别中最常用的药物[17]。

6.非甾体类抗雄激素氟他胺和非那雄胺

非甾体类抗雄激素氟他胺和非那雄胺是 5α-还原酶的竞争性抑制剂,可用于治疗多囊卵巢综合征女性的多毛症[1,17]。研究表明,雄激素受体阻滞剂氟他胺能够降低多囊卵巢综合征患者的低密度脂蛋白胆固醇和三酰甘油水平,但是由于其具有肝毒性,应尽量避免使用氟他胺治疗,非那雄胺的有效性和安全性尚存疑问[17]。

7. 外源促性腺激素

注射促性腺激素制剂(如重组 FSH 或人更年期促性腺激素),并同时进行超声扫描以监测卵泡生长,是诱导对其他疗法无反应的多囊卵巢综合征患者排卵的有效方法[17]。

8. 依氟鸟氨酸

依氟鸟氨酸是鸟氨酸脱羧酶的不可逆抑制剂,对细胞生长和繁殖至关重要。外用依氟鸟氨酸乳膏适合用于轻度或中度多毛症,但仅批准用于治疗面部[17]。

9. 胰岛素增敏剂

多囊卵巢综合征的一个主要特征是胰岛素抵抗。许多多囊卵巢综合征妇女表现为肥胖,由于体重增加胰岛素抵抗更为明显。主要的胰岛素增敏药物有曲格列酮、罗格列酮、吡格列酮和 D-手性肌醇,它们的主要适应证是有胰岛素抵抗或 2 型糖尿病的多囊卵巢综合征妇女[1,2,10,17]。

10. 二甲双胍

二甲双胍是一种口服抗糖尿病双胍类药物,研究表明,二甲双胍可改善 多囊卵巢综合征肥胖和非肥胖青少年的高雄激素血症、月经不调和胰岛素抵抗[2]。二甲双胍可以增加多囊卵巢综合征女性排卵频率,改善排卵功能[10,14]。

11. 生长抑素类似物

生长抑素类似物奥曲肽在治疗肥胖症和多囊卵巢综合征患者中具有潜在作用,但缺乏足够的数据来评价其在多囊卵巢综合征年轻女性中的疗效和安全性[17]。

12. 奥利司他

奥利司他能够不可逆地与胃和胰脂肪酶结合,抑制肠道中脂肪吸收。然而,奥利司他通常会引起胃肠道不良反应,包括油腻性腹泻和肠胃气胀[17]。研究表明,奥利司他可降低多囊卵巢综合征肥胖妇女的 BMI 和血清睾酮水平,诱导排卵[6]。

三、中医药防治

根据多囊卵巢综合征临床表现的月经失调、不孕、多毛、痤疮、肥胖等症状,可将其归于中医的"闭经""癥瘕""不孕""崩漏"等范畴[25]。多囊卵巢综合征的病机以"虚"为本,因虚致实,"痰、瘀"内生。肥胖型多囊卵巢综合征患者病程中可出现痰瘀胞宫、虚中挟实的病理表现[26]。

1. 左归丸

左归丸滋肾阴,养精血,佐以黄芪、白术、砂仁健脾益气之品,使经水、卵泡生化有源[27]。

2. 苍附导痰汤

痰湿是肝脾肾脏腑失调的病理产物,也是妇人经水不调、不孕的致病因素,治疗当以化痰利湿,理气调经[27]。

3. 清肝安宫汤

以清肝安宫汤加减治疗肝郁化火型多囊卵巢综合征不孕患者,药用柴胡、香附、黄芩、生葛根、赤芍、当归各、陈皮、枳壳、川芎、益母草、钩藤、紫石英、鹿角霜、桃仁、红花、甘草[28]。

参考文献

[1] GOODARZI M O, DUMESIC D A, CHAZENBALK G, et al. Polycystic ovary syndrome: etiology. pathogenesis and diagnosis [J]. Nat Rev Endocrinol, 2011, 7(4):219 - 231.

[2] EL HAYEK S, BITAR L, HAMDAR L H, et al. Poly cystic ovarian syndrome: an updated overview[J]. Front Physiol, 2016, 7:124.

[3] AZZIZ R, CARMINA E, CHEN Z, et al. Polycystic ovary syndrome[J]. Nat Rev Dis Primers, 2016, 2:16057.

[4] DELITALA A P, CAPOBIANCO G, Delitala G, et al. Polycystic ovary syndrome. adipose tissue and metabolic syndrome[J]. Arch Gynecol Obstet, 2017, 296(3):405 - 419.

[5] VISSER J A. The importance of metabolic dysfunction in polycystic ovary syndrome[J]. Nat Rev Endocrinol, 2021, 17(2):77 - 78.

[6] AVERSA A, LA VIGNERA S, RAGO R, et al. Fundamental concepts and novel aspects of polycystic ovarian syndrome: Expert Consensus Resolutions [J]. Front Endocrinol (Lausanne), 2020, 11:516.

[7] LIZNEVA D, SUTURINA L, WALKER W, et al. Criteria. prevalence. and phenotypes of polycystic ovary syndrome[J]. Fertil Steril, 2016, 106 (1):6 - 15.

[8] Lim S S, Davies M J, Norman RJ. et al. Overweight. obesity and central obesity in women with polycystic ovary syndrome: a systematic review and

meta-analysis[J]. Hum Reprod Update，2012,18(6):618-37.

[9] LIM S S，NORMAN R J，DAVIES M J.et al.The effect of obesity on polycysticovary syndrome：a systematic review and meta-analysis[J]. Obes Rev，2013,14(2):95-109.

[10] MCCARTNEY C R，MARSHALL J C，CLINICAL PRACTICE. Polycystic Ovary Syndrome[J]. N Engl Med，2016,375(1):54-64.

[11] MORAN L J，NORMAN R J，TEEDE H J. Metabolic risk in PCOS：phenotype and adiposity impact[J]. Trends Endocrinol Metab，2015，26(3):136-143.

[12] 宋颖,李蓉.多囊卵巢综合征中国诊疗指南解读 [J].实用妇产科杂志,2018，34(10):737-741.

[13] ANAGNOSTIS P，TARLATZIS B C，KAUFFMAN R P. Polycystic ovarian syndrome （PCOS）：Long-termmetabolicconsequences [J].Metabolism,2018,86:33-43.

[14] ESCOBAR-MORREALE H F.. Polycystic ovary syndrome：definition.aetiology. diagnosis and treatment[J]. Nat Rev Endocrinol，2018,14(5):270-284.

[15] DUMESIC D A，OBERFIELD S E，STENER-VICTORIN E，et al. Scientific statement on the diagnostic criteria. epidemiology. pathophysiology. and molecular genetics of polycystic ovary syndrome[J]. Endocr Rev，2015,36(5):487-525.

[16] BOZDAG G，MUMUSOGLU S，ZENGIN D，et al. The prevalence and phenotypic features of polycystic ovary syndrome：a systematic review and meta-analysis[J]. Hum Reprod,2016,31(12):2841-2855.

[17] JAYASENA C N，FRANKS S. The management of patients with polycystic ovary syndrome[J]. Nat Rev Endocrinol，2014,10(10):624-636.

[18] 中华医学会妇产科学会内分泌学组.多囊卵巢综合征中国诊疗指南[J].中华妇产科杂志,2018,53(1):2-6.

[19] CENA H，CHIOVATO L，NAPPI R E. Obesity. Polycystic Ovary Syndrome. and Infertility：A New Avenue for GLP-1 Receptor Agonists[J]. Clin Endocrinol Metab，2020,105(8):e2695-709.

[20] MORAN L J. TASSONE E C. BOYLE J, et al. Evidence summaries and recommendations from the international evidence-based guideline for the assessment and management of polycystic ovary syndrome：Lifestyle management[J]. Obes Rev, 2020,21(10):e13046.

[21] ROBAKIS T, WILLIAMS K E, NUTKIEWICZ L, Hormonal contraceptives and mood：review of the literature and implications for future research[J]. Curr Psychiatry Rep. 2019, 21(7):57.

[22] HACKBART K S, CUNHA P M, MEYER R K, et al. Effect of glucocorticoid-induced insulin resistance on follicle development and ovulation[J]. Biol Reprod. 2013, 88(6):153.

[23] WANG R, LI W, BORDEWIJK E M, et al. First-line ovulation induction for polycystic ovary syndrome：an individual participant data meta-analysis [J]. Hum Reprod Update. 2019, 25(6):717-732.

[24] MOTTA A B. The role of obesity in the development of polycystic ovary syndrome[J]. Curr Pharm Des, 2012,18(17):2482-91.

[25] 张艺嘉,崔小数,樊珂,等.名老中医崔应民治疗多囊卵巢综合征经验撷粹[J].时珍国医国药,2020,31(4):964-966.

[26] 丁彧涵,冉颖卓.从虚、痰、瘀辨治肥胖型多囊卵巢综合征经验[J].中华中医药杂志,2020,35(9):4493-4495.

[27] 熊梦欣,向楠,周亚娜,等.姜惠中教授治疗多囊卵巢综合征学术思想及辨治规律的研究[J].世界科学技术-中医药现代化,2020,22(11):4001-4008.

[28] 张芬,宋丹丹.清肝安宫汤治疗肝郁化火型多囊卵巢综合征不孕90例[J].浙江中医杂志,2019,54(5):358.

第八章　肥胖相关性心脑血管疾病

第一节　高血压

一、疾病简介与流行病学

（一）疾病简介

高血压为未使用降压药物的情况下收缩压≥140 mmHg 和（或）舒张压≥90mmHg，是最常见的心血管疾病之一，在一般人群中发病率很高。高血压是导致心血管疾病发病和死亡的主要危险因素，也是全球死亡和残疾的主要原因。高血压患者存在头痛、鼻出血、头晕、气短或激动症状[1]。血压越高，患心脑血管、外周血管和肾脏疾病的风险就越大[2]。流行病学研究表明，65%～75% 的原发性高血压是由于超重或肥胖导致的[3]。

（二）流行病学

《中国心血管健康与疾病报告 2020》显示，我国高血压患病人数已达 3.3 亿，高血压的患病率仍呈升高趋势，高钠、低钾膳食，超重和肥胖是我国人群重要的高血压危险因素[4]。包括脑卒中、冠心病、心力衰竭、肾脏疾病在内的高血压严重并发症致残率和致死率高，已成为我国家庭和社会的沉重负担[5]。

二、发病机制

除遗传和环境因素外，肥胖引起高血压的机制包括血流动力学改变、钠稳态受损、肾功能障碍、自主神经系统失衡、内分泌改变、氧化应激和炎症以及血管损伤[1,6-7]。脂肪细胞分泌许多影响血管张力的脂肪因子。血管扩张剂如脂联素、一氧化氮（NO）、网膜蛋白、棕榈酸甲酯和硫化氢（H_2S）在肥胖症中减少，而血管收缩剂如抵抗素增加。此外，脂肪组织炎症对血管系统有直接损害作用，肠道微生物群的改变也可能是肥胖促进炎症的重要潜在机制[8]。肥胖中瘦素的表达增加，将导致交感神经系统过度激活[9-10]。肾素-血管紧张素-醛固酮系统（renin-angiotensin-aldosterone system，RAAS）是人体内重要的体液调节系统，研究发现，血管紧张素原在肥胖的脂肪组织中高度表达[9]。脂肪组织的脂质溢出会增加循环系统中游离脂肪酸（FFA）的浓度，导致 Na^+ 在肾脏中滞留（见图8-1）。

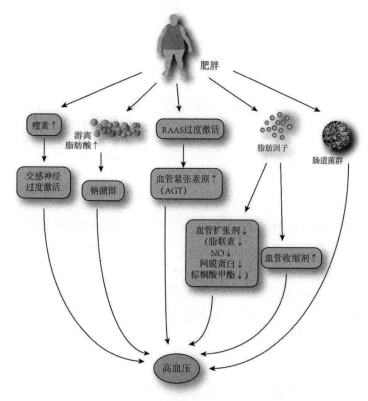

图8-1　肥胖引起高血压的可能机制

三、诊断

2018 年欧洲心脏病学会/欧洲高血压学会指南仍坚持高血压的常规定义，即收缩压≥140 mmHg 或舒张压≥90 mmHg。2017 年美国心脏协会（American Heart Association，AHA）指南将高血压定义为收缩压≥130 mmHg 或舒张压≥80 mmHg[11-12]。

我国的高血压诊断标准[4-5]：高血压定义为：在未使用降压药物的情况下，非同日3 次测量血压，收缩压≥140 mmHg 和（或）舒张压≥90 mmHg；收缩压≥140 mmHg 和舒张压 ＜ 90 mmHg 为单纯收缩期高血压[4]。

四、临床用药与防治

（一）非药物治疗

1. 改变生活方式

在所有高血压患者中，改变生活方式都有改善血压的迹象。改变生活方式包括饮食调整、减肥、运动、减少饮酒量和戒烟[12,13]。饮食建议包括减少钠、饱和脂肪和反式脂肪以及红肉的摄入，并增加钾、水果、蔬菜、全谷类、坚果、鱼、不饱和脂肪酸和低脂乳制品的摄入。此外，有氧运动（耐力训练）对于降低高血压患者的血压也有效[6,12,14]。

2. 减肥手术

减肥手术可有效减轻体重和降低血压，并可改善胰岛素抵抗。仅在患有高血压和其他合并症的病态肥胖患者（BMI$\geqslant$40 kg/m^2）中才应考虑手术[6]。

（二）药物治疗

常规治疗药物包括血管紧张素转换酶抑制剂、血管紧张素Ⅱ受体阻滞剂、钙通道阻滞剂（最常见的是二氢吡啶类）、利尿剂、β受体阻滞剂、α受体阻滞剂、血管扩张剂等。

其他药物主要有以下几种：

1. 减肥药物

减肥药物诸如胰腺脂肪酶抑制剂（奥利司他）可轻微降低血压[6,8,14]。胰高血糖素样肽（GLP）-1激动剂利拉鲁肽，可减轻体重，降低收缩压，降低血糖[4,14]。

2. 钠-葡萄糖偶联转运体-2抑制剂

钠-葡萄糖偶联转运体-2（SGLT-2）抑制剂通过渗透促进肾盐和水的排泄，葡萄糖排泄，促进利尿、热量和体重减少，可有效治疗与肥胖相关的高血压患者[4,11]。

3. PPARγ激动剂

脂联素是一种从脂肪细胞中释放出来的脂肪因子，具有血管扩张的特性，可增加瘦素的水平，并通过控制食欲和早期饱腹感促进体重减轻。PPARγ激动剂噻唑啉二酮（TZD）可以使脂联素水平增加，可减少肾压迫，降低血压[15]。

目前，在肥胖高血压患者中，肾素-血管紧张素系统（RAS）阻滞剂（血管紧张素转换酶抑制剂、血管紧张素Ⅱ受体阻滞剂）是首选药，除了具有降压作用外，它们还具有心脏和肾保护作用。

（三）中医药防治

高血压属于中医学"眩晕""头痛"等范畴[16]。中医认为，高血压与体质禀赋偏盛有关,如瘦人阴虚多火,胖人气虚多痰。此外,体质偏盛偏衰,情志刺激,劳逸失度,饮食失节,均可致阴阳失衡失调,形成以头晕、头痛为主要表现的高血压病[17]。中医认为"无痰不作眩""肥人多痰湿",肥胖相关性高血压多由痰湿引起[16]。

1. 疏肝运脾方

肥胖症与脾失健运、痰湿内停和肝失疏泄有关。治疗上应运脾升清、化湿祛痰、疏肝理气并行。研究表明,疏肝运脾方治疗可明显提高患者血清中脂联素水平,降低瘦素、IL-6 和超敏 C 反应蛋白(hs-CRP)水平,降低舒张压、改善临床症状,可用于治疗肥胖相关性高血压[18]。

2. 半夏白术天麻汤

半夏白术天麻汤出自清代医家程国彭的《医学心悟·眩晕》卷四,化痰息风、健脾祛湿,是治疗痰湿壅盛型高血压(肥胖性高血压)的经典方剂[19]。

参考文献

[1] PRICE R S, KASNER S E. Hypertension and hypertensive encephalopathy [J]. Handb Clin Neurol, 2014, 119:161 - 167.

[2] O'SHEA P M, GRIFFIN T P, Fitzgibbon M. Hypertension: The role of biochemistry in the diagnosis and management[J]. Clin Chim Acta, 2017, 465:131 - 143.

[3] HALL JE, DO CARMO JM, DA SILVA AA, et al. Obesity, kidney dysfunction and hypertension: mechanistic links[J]. Nat Rev Nephrol, 2019, 15(6):367 - 385.

[4] 中国高血压防治指南修订委员会,高血压联盟(中国),中华医学会心血管病学分会,等.中国高血压防治指南(2018 年修订版)[J].中国心血管杂志,2019,24(1):24 - 56.

[5] 国家心血管病中心,国家基本公共卫生服务项目基层高血压管理办公室,国家基层高血压管理专家委员会.国家基层高血压防治管理指南 2020 版[J].中国医学前沿杂志(电子版),2021,13(4):26 - 37.

[6] SUSIC D, VARAGIC J. Obesity: A Perspective from hypertension[J]. Med Clin North Am, 2017, 101(1):139 - 157.

[7] DEMARCO V G, AROOR A R, SOWERS J R. The pathophysiology of hypertension in patients with obesity[J]. Nat Rev Endocrinol, 2014, 10(6): 364 - 376.

［8］COHEN J B. Hypertension in obesity and the impact of weight loss［J］. Curr Cardiol Rep,2017,19(10):98.

［9］SAXTON S N,CLARK B J,WITHERS S B,et al. Mechanistic links between obesity, diabetes, and blood pressure:Role of perivascular adipose tissue ［J］. Physiol Rev,2019,99(4):1701－1763.

［10］GRUBER T, PAN C, CONTRERAS R E,et al. Obesity-associated hyperleptinemia alters the gliovascular interface of the hypothalamus to promote hypertension［J］. Cell Metab,2021,33(6):1155－1170.

［11］MILLS K T, STEFANESCU A,HE J. The global epidemiology of hypertension［J］. Nat Rev Nephrol,2020,16(4):223－237.

［12］PAREEK M,BHATT DL,SCHIAVON CA,et al. Metabolic surgery for hypertension in patients with obesity［J］. Circ Res,2019,124(7):1009－1024.

［13］COHEN J B,GADDE K M. Weight loss medications in the treatment of obesity and hypertension［J］. Curr Hypertens Rep,2019,21(2):16.

［14］SERAVALLE G,GRASSI G. Obesity and hypertension［J］. Pharmacol Res,2017,122:1－7.

［15］孙宁玲.高血压合理用药指南(第2版)［M］.北京:人民卫生出版社,2017.

［16］张硕,陈震霖,唐于平.中医药辨治高血压的认识与发展［J］.世界科学技术-中医药现代化,2020,22(12):4139－4146.

［17］仝小林,毕桂芝,李林.肥胖及相关疾病中西医诊疗［M］.北京:人民军医出版社,2010,141－155.

［18］王雪,马度芳,毕于鑫,等.疏肝运脾方治疗肥胖相关性高血压的临床疗效观察［J］.中华中医药杂志,2018,33(11):5262－5266.

［19］熊兴江,王阶.论半夏白术天麻汤在高血压病中的运用［J］.中华中医药杂志,2012,27(11):2862－2865.

第二节 高脂血症

一、疾病简介与流行病学

(一)疾病简介

血脂是指血清中的胆固醇、三酰甘油和类脂(如磷脂)等的总称。血脂异常通常指血清中胆固醇和(或)本酰甘油水平升高,俗称高脂血症[1]。其特征是脂质蓄积、炎性细胞浸润和平滑肌细胞增殖。高胆固醇饮食和身体产生胆固醇的增加是导致高脂血症的主要原因,遗传异常和环境因素也是该病的发病原因[2]。高脂血症是其他慢性疾病如动脉粥样硬化、冠心病、周围血管疾病、缺血性脑血管病和胰腺炎的基础[3]。高脂血症又细分为以下临床亚类:高胆固醇血症、高三酰甘油血症、混合型高脂血症(胆固醇和三酰甘油水平均升高)和动脉粥样硬化性血脂异常[4,5]。

(二)流行病学

2008 年,全球成人总胆固醇上升率为 39%。在 2009—2012 年美国进行的一项调查中,13.4% 的 20 岁及以上成年人血清总胆固醇偏高[3]。近 30 年来,中国人群的血脂水平逐步升高,血脂异常患病率明显增加。2012 年全国调查结果显示,高胆固醇血症的患病率为 4.9%;高三酰甘油血症的患病率为 13.1%[6]。

二、发病机制

高脂血症表现为脂肪代谢或功能异常,血液中脂质或脂蛋白的水平异常升高,可由饮食失调、肥胖症、遗传性疾病或其他疾病(如糖尿病)引起[4]。

超过 80% 的超重或肥胖人群有高三酰甘油血症。肥胖患者由于过量 FFA 输送至肝脏,增加肝脏脂肪生成,以及减少了载脂蛋白 B 降解,导致极低密度脂蛋白 VLDL 过量产生[7](见图 8-2)。

三、诊断

高脂血症的病理生理学可分为原发性高脂血症和继发性高脂血症。原发性高脂血症涉及遗传缺陷,脂蛋白脂酶功能障碍,过度生产脂蛋白或脂蛋白的去除受损[3]。血脂异常包括大量脂质异常,并可能涉及总胆固醇增加[≥240mg/dl(6.20 mmol/L)],低密度脂蛋白胆固醇(LDL-C)[>160 mg/dl(4.13 mmol/L)]和三酰甘油水平[>200 mg/dl(2.25 mmol/L)]增加,或高密度脂蛋白胆固醇(HDL-C)降低[<40 mg/dl(1.03 mmol/L)][8]。

四、临床用药与防治

(一)非药物治疗

生活方式的改变,包括饮食调节(减少糖类和脂肪的摄入),定期锻炼、避免吸烟、减少酒精摄入和体重减轻,可以影响总胆固醇、HDL-C、LDL-C 和三酰甘油的

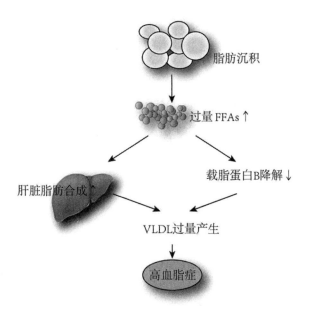

图 8-2　肥胖引起高血脂症的可能机制

水平,是控制高三酰甘油血症的主要手段[8-9]。

（二）药物治疗

1. 他汀类药物

他汀类药物通过抑制 3-羟基-3-甲基戊二酰辅酶 A 还原酶来降低总胆固醇和 LDL-C,他汀类药物是治疗高脂血症的主要药物[3,4,8,10-11]。

2. 胆汁酸螯合剂

胆汁酸螯合剂包括胆甾醇胺、考来替泊和考来维仑。胆汁酸螯合剂通过在肠内结合胆汁酸来降低胆固醇,阻止胆汁酸的重吸收和肝肠循环,增加胆固醇向胆汁酸的转化,使 LDL-C 清除率增加,LDL-C 水平降低[4,9]。

3. 贝特类

贝特类又称苯氧酸类,贝特类能明显降低血浆 VLDL,并因而降低三酰甘油,伴有低密度脂蛋白水平的中度降低（降低 10% 左右）,一定程度的增加高密度脂蛋白水平[3]。近年来也证实贝特类通过作用于过氧化物酶体增殖物激活受体 α（PPARα）而发挥降脂作用,贝特类是 PPARα 的配体,通过 PPARα 介导激活脂肪酸氧化、增加脂蛋白脂肪酶（LPL）的合成,减少 apo C-Ⅱ 的表达,进而提高 HDL-C 的水平。新开发的贝特类药如吉非贝齐、苯扎贝特、非诺贝特、环丙贝特等,作用强,毒性低[4,9]。

4. 烟酸

烟酸可降低血清三酰甘油,增加 HDL 胆固醇浓度,并降低 LDL 胆固醇浓度。烟酸可将三酰甘油含量降低 30%,它抑制了脂肪组织的脂解作用,减少 VLDL 合成[12]。

5. 依泽替米贝

依泽替米贝为胆固醇吸收抑制剂,可通过抑制肠道中胆固醇的吸收来降低 LDL-C[12]。

6. PCSK9 抑制剂

PCSK9 抑制剂是皮下注射的单克隆抗体,使 PCSK9 酶失活,促进循环中低密度脂蛋白胆固醇的消除[13]。

7. ω-3 脂肪酸

长链 ω-3 多不饱和脂肪酸,二十二碳六烯酸和二十碳五烯酸可通过多种机制降低 VLDL 合成,从而有效降低血清三酰甘油,这些机制包括增加脂肪酸 β 氧化,减少肝脏脂肪生成和增加细胞内载脂蛋白 B 降解[11]。

(三)中医药防治

中医学对于"膏"和"脂"的论述与现代医学中血脂的概念较为相似。脂膏本为津液属阴,肥胖症病久,脂膏长久堆积、积累,阴盛则伤阳,久病则及肾,至脾肾阳虚,脾肾乃水液代谢的关键脏器,脾主运化、肾主水,同时肾为先天之本、脾为后天之本,脾肾功能亏虚,机体脏腑失去先后天之精的濡养,脏腑功能衰退,气血津液代谢失常,遂现血瘀、气郁之症,最终致脂膏、痰湿、血瘀交结于血络,并发高脂血症[14]。高脂血症又属于中医"痰浊""眩晕"等范畴,究其病因多与饮食不节、过逸少动、年老体衰和禀赋不足等相关[15]。

用于治疗高脂血症的中药单体成分包括青钱柳多糖、没食子酸、丹参素、葛根素,单味中药:山楂、白术、茶叶、佛手、栀子、沙苑子,中药复方:①大柴胡汤,由柴胡、黄芩、法半夏、枳实、白芍、大黄、生姜、大枣等组成;②泽泻汤,由泽泻和白术两味药组成;③葛根芩连汤,出自张仲景所著《伤寒论》,由葛根、黄芩、黄连、炙甘草四味中药组成;④血脂宁,由虎杖、柴胡、丹参、山楂、水蛭、决明子等中药组成;⑤三仁汤,由苦杏仁、滑石、通草、竹叶、厚朴、生薏苡仁、半夏等组成[16]。

具有降脂作用的古方包括甘露消毒丹、平胃散、柴胡疏肝散、实脾散、七味白术散、三黄泻心汤、温胆汤、血府逐瘀汤、补阳还五汤、大柴胡汤、小柴胡汤、八味地黄汤、桃核承气汤、桂枝茯苓丸等[1,17]。

参考文献

［1］仝小林,毕桂芝,李林.肥胖及相关疾病中西医诊疗［M］.北京:人民军医出版社,2010:129－141.

［2］CHEN T,WU Y,GU W,et al. Response of vascular mesenchymal stem/progenitor cells to hyperlipidemia［J］. Cell Mol Life Sci,2018,75(22):4079－4091.

［3］MATHUR M,KUSUM DEVI V. Potential of novel drug delivery strategies for the treatment of hyperlipidemia［J］. J Drug Target,2016,24(10):916－926.

［4］KARR S. Epidemiology and management of hyperlipidemia［J］. Am J Manag Care,2017,23(9 Suppl):S139－S148.

［5］BUŁDAK Ł,MAREK B,KAJDANIUK D,et al. Endocrine diseases as causes of secondary hyperlipidemia［J］. Endokrynol Pol,2019,70(6):511－519.

［6］诸骏仁,高润霖,赵水平,等.中国成人血脂异常防治指南(2016 年修订版)［J］.中华健康管理学杂志,2017,11(1):7－28.

［7］TIBREWALA A,JIVAN A,OETGEN W J,et al. A comparative analysis of current lipid treatment guidelines:Nothing stands still［J］. J Am Coll Cardiol,2018,71(7):794－799.

［8］KOPIN L,LOWENSTEIN C. Dyslipidemia［J］. Ann Intern Med,2017,167(11):ITC81－ITC96.

［9］SANDESARA P B,VIRANI S S,FAZIO S,et al. The forgotten lipids:Triglycerides,remnant cholesterol,and atherosclerotic cardiovascular disease risk［J］. Endocr Rev,2019,40(2):537－557.

［10］GRUNDY S M,STONE N J,BAILEY A L,et al. 2018 AHA/ACC/AACVPR/AAPA/ABC/ACPM/ADA/AGS/APhA/ASPC/NLA/PCNA Guideline on the management of blood cholesterol［J］. Circulation,2019,139(25):e1082－e1143.

［11］SIMHA V. Management of hypertriglyceridemia［J］. BMJ,2020,371:m3109.

［12］AJUFO E,RADER D J. Recent advances in the pharmacological management of hypercholesterolaemia［J］. Lancet Diabetes Endocrinol,2016,4(5):436－446.

［13］MICHOS E D,MCEVOY J W,BLUMENTHAL R S. Lipid management for the prevention of atherosclerotic cardiovascular disease［J］. N Engl J

Med,2019,381(16):1557－1567.

[14] 喻鹏,李炜弘,李晗,等.从"辨体-辨病"角度探讨高脂血症的研究现状及"治未病"思想的应用[J].世界科学技术-中医药现代化,2021,23(1):154－158.

[15] 宋雪阳,许朝霞,王忆勤.高脂血症的中医证候及舌脉象特征研究概述[J].时珍国医国药,2018,29(1):161－163.

[16] 佘一鸣,胡永慧,张莉野,等.中药调血脂的研究进展[J].中草药,2017,48(17):3636－3644.

[17] 逄冰,赵林华,何丽莎,等.中医对高脂血症的认识和展望[J].辽宁中医杂志,2016,43(5):1107－1109.

第三节　心力衰竭

一、疾病简介与流行病学

(一)疾病简介

心力衰竭(heart failure)简称心衰,是指由于心脏的收缩功能和(或)舒张功能发生障碍,不能将静脉回心血量充分排出心脏,导致静脉系统血液淤积,动脉系统血液灌注不足,从而引起心脏循环障碍综合征,此种障碍症候群集中表现为肺淤血、腔静脉淤血。主要临床表现为呼吸困难、疲乏和液体潴留(肺循环、体循环淤血及外周水肿)[1-3]。心力衰竭的主要危险因素是高血压、冠状动脉疾病、糖尿病、肥胖和吸烟,这些因素导致了一半以上的心力衰竭[1,4];其他危险因素包括种族、性别和家族史,减少可改变的危险因素,可大大降低心力衰竭的发生率[1,4]。

(二)流行病学

在发达国家,计心力衰竭的患病率占成年人口的1%～2%[1,5]。亚洲的心力衰竭患病率与西方国家相似,介于1%～1.3%[5]。我国人口老龄化加剧,冠心病、高血压、糖尿病、肥胖等慢性病的发病呈上升趋势,导致我国心力衰竭患病率呈持续升高趋势[6]。超重和肥胖在心力衰竭中极为普遍,最近的研究表明,心力衰竭患者中29%～40%的人超重,肥胖者30%～49%[7]。

二、发病机制

几乎所有的心血管疾病最终都会导致心力衰竭的发生,导致心室泵血和(或)充盈功能低下。肥胖通过多种机制,包括炎症、心肌损伤、高血压、胰岛素抵抗、血脂异常和左心室肥厚等导致新发心力衰竭[8]（见图 8-3）。

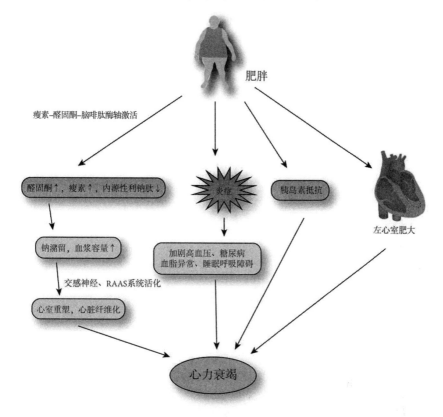

图 8-3　肥胖引起心力衰竭的可能机制

（一）瘦素-醛固酮-脑啡肽酶轴激活

肥胖症患者的心力衰竭的特征是三联神经激素异常,尤其是醛固酮分泌过多。瘦素受体途径的信号传导增强,以及中枢脑啡肽酶的过度活性导致内源性利钠肽相对不足,导致钠潴留和血浆容量增加[9]。

（二）炎症

不良的饮食质量、低体力活动和情绪紧张会导致炎症,引起肥胖,并触发或加剧高血压、糖尿病、血脂异常和睡眠呼吸障碍,还可能导致左心室重塑、动脉粥样硬化,并最终导致心力衰竭[8]。

（三）胰岛素抵抗

胰岛素抵抗是肥胖症和 2 型糖尿病的标志,也是心力衰竭的特征。心力衰竭中的胰岛素抵抗还与促炎细胞因子、儿茶酚胺等血清浓度升高有关[10]。

（四）左心室肥厚

肥胖与心脏结构和功能改变有关,如左心室肥大、左心房扩大和左心室收缩/舒张功能受损。多余脂肪组织对代谢的高要求导致心脏负荷增加,引起左室重量增加,肥胖会导致心力衰竭加重[11]。

三、诊断

心力衰竭患者一般有冠心病、高血压病等基础心血管病的病史,心力衰竭临床症状为休息或运动时出现呼吸困难、运动耐力降低、疲倦、下肢水肿;体征包括呼吸急促、心动过速、颈静脉压力增高、胸腔积液、肺部啰音、外周水肿、肝脏肿大等;并出现超声心动图异常、利钠肽水平升高、心腔扩大、第三心音、心脏杂音等心脏结构或功能异常[2,4,6]。

（一）常规检查

1. 心电图

所有心力衰竭以及怀疑心力衰竭患者均应行心电图检查,心力衰竭患者一般有心电图异常。怀疑存在心律失常或无症状性心肌缺血时应行 24 h 动态心电图[4,6]。

2. X 线胸片

对疑似、急性、新发的心力衰竭患者应行胸片检查,以识别/排除肺部疾病或其他引起呼吸困难的疾病,提供肺淤血/水肿和心脏增大的信息,但 X 线胸片正常并不能排除心力衰竭[6]。

3. 生物标志物

诊断心力衰竭的公认的客观指标为 B 型利钠肽(B-type natriuretic peptide,BNP)和 N 末端 B 型利钠肽原(N-terminal pro-BNP,NT-proBNP)的浓度增高[2,4,6]。另外,推荐心力衰竭患者入院时行心脏肌钙蛋白检测,用于急性心力衰竭患者的病因诊断(如急性心肌梗死)和预后评估。

4. 超声心动图

超声心动图是指所有心脏超声成像技术,包括二维/三维超声心动图、脉冲和连续波多普勒、彩色多普勒、组织多普勒成像对比超声心动图和变形成像(应变和应变率)。经胸超声心动图是评估心脏结构和功能的首选方法。超声心动图是目前临床上唯一可判断舒张功能不全的成像技术,但单一参数不足以准确评估,建议多参数综合评估[2]。

5. 实验室检查

血常规、血钠、血钾、血糖、尿素氮、肌酐、肝酶和胆红素、血清铁、铁蛋白、总铁结合力、血脂、糖化血红蛋白(HbA1c)、促甲状腺激素、利钠肽为心力衰竭患者的初始常规检查[2,4,6]。

(二)特殊检查

1. 心脏磁共振

心力衰竭的特殊检查用于需要进一步明确病因和病情评估的患者[4,6]。

(cardiac magnetic resonance，CMR)是测量左右心室容量、质量和射血分数的"金标准"，当超声心动图未能做出诊断时，CMR 是最好的替代影像检查。

2. 冠状动脉造影

冠状动脉造影适用于经药物治疗后仍有心绞痛的患者，合并有症状的室性心律失常或有心脏停搏史患者。

3. 心脏 CT

心脏 CT 对低中度可疑的冠心病或负荷试验未能明确诊断心肌缺血的心力衰竭患者，可考虑行心脏 CT。

4. 负荷超声心动图

运动或药物负荷超声心动图可用于心肌缺血和(或)存活心肌、部分瓣膜性心脏病患者的评估。

5. 核素心室造影及核素心肌灌注和(或)代谢显像

使用核素心室造影可评估左心室容量和左室射血分数。

6. 心肺运动试验

心肺运动试验适用于临床症状稳定 2 周以上的慢性心力衰竭患者。

7. 6min 步行试验

6min 步行试验用于评估患者的运动耐力。

8. 心肌活检

心肌活检仅推荐用于经规范治疗病情仍快速进展，临床怀疑心力衰竭是由可治疗的特殊病因所致且只能通过心肌活检明确诊断的患者，不推荐用于心力衰竭患者的常规评价。

9. 基因检测

对肥厚型心肌病、特发性扩张型心肌病、致心律失常性右心室心肌病患者，推荐基因检测和遗传咨询。

四、临床用药与防治

心力衰竭临床治疗可采用非药物治疗和药物治疗，同时结合消除心力衰竭危险因素,如控制高血压、冠心病、心律失常、糖尿病等,以及消除心力衰竭其他诱因,如控制感染,纠正贫血、电解质紊乱等。

(一)非药物治疗

1.改变生活方式

坚持健康的生活方式,如不吸烟、定期锻炼、健康体重,以及早餐食用谷类食品和水果、蔬菜,患心力衰竭的风险较低[7,12]。

2.减肥手术

减肥手术可改善心血管危险因素[7]。与常规治疗相比,减肥手术可降低心肌梗死的发生率,并改善心力衰竭的其他一些危险因素,包括糖尿病、高三酰甘油血症和高血压;体重减轻对心脏应激(如血流动力学负荷)有直接影响。

(二)药物治疗

心力衰竭的治疗药物包括利尿药、强心剂、扩血管药物等,特别是血管紧张素Ⅰ转化酶抑制剂和血管紧张素Ⅱ受体阻断剂,此类药物可逆转心室重构,改善心脏功能[11-12]。

(三)中医药防治

"心衰"一词最早见于汉代王叔和《脉经》:"心衰则伏,肝微则沉,故令脉伏而沉"。其病机属本虚标实,心之气阳虚衰为本,心血瘀阻、水饮内停、痰浊内生、邪毒稽留为标[13-16]。

人参、丹参、三七、茯苓等多种中药,可增强心肌收缩力,扩张血管,利尿,抑制心室重塑,改善临床症状和生活质量,防止心力衰竭的复发[17]。中药汤剂如真武汤、生脉散、益安宁汤、血府逐瘀汤、活血温阳汤,中药制剂新马龙注射液、芪参益气滴丸、参麦注射液等用于治疗心力衰竭,可改善患者的生活质量[15,17]。中医传统运动疗法也是心力衰竭非药物治疗的重要手段,太极拳、气功、八段锦、五禽戏等现已广泛应用于心力衰竭患者的心脏康复治疗[15]。

参考文献

[1] ZIAEIAN B,FONAROW G C. Epidemiology and aetiology of heart failure [J]. Nat Rev Cardiol,2016,13(6):368 – 378.

[2] PONIKOWSKI P,VOORS A A,ANKER S D,et al. 2016 ESC Guidelines for the diagnosis and treatment of acute and chronic heart failure:The Task Force for the diagnosis and treatment of acute and chronic heart failure of the European Society of Cardiology(ESC)Developed with the special

contribution of the Heart Failure Association（HFA）of the ESC[J]. Eur Heart J,2016,37(27):2129 - 2200.

[3] 慢性心力衰竭基层合理用药指南[J].中华全科医师杂志,2021,20(1):42 - 49.

[4] WU A. Heart failure[J]. Ann Intern Med,2018,168(11):ITC81 - ITC96.

[5] GROENEWEGEN A,RUTTEN F H, MOSTERD A, et al. Epidemiology of heart failure[J]. Eur J Heart Fail,2020,22(8):1342 - 1356.

[6] 王华,梁延春.中国心力衰竭诊断和治疗指南 2018[J].中华心血管病杂志,2018,46(10):760 - 789.

[7] BOZKURT B，AGUILAR D，DESWAL A，et al. American Heart Association Heart Failure and Transplantation Committee of the Council on Clinical Cardiology；Council on Cardiovascular Surgery and Anesthesia；Council on Cardiovascular and Stroke Nursing；Council on Hypertension；and Council on Quality and Outcomes Research.[J]. Circulation,2016,134(23):e535 - e578.

[8] AGGARWAL M，BOZKURT B，PANJRATH G，et al. Lifestyle modifications for preventing and treating heart failure[J]. J Am Coll Cardiol,2018,72(19):2391 - 2405.

[9] PACKER M. Epicardial adipose tissue may mediate deleterious effects of obesity and inflammation on the myocardium[J]. J Am Coll Cardiol,2018,71(20):2360 - 2372.

[10] RIEHLE C,ABEL E D. Insulin signaling and heart failure[J]. Circ Res,2016,118(7):1151 - 1169.

[11] HALADE G V,KAIN V. Obesity and cardiometabolic defects in heart failure pathology[J]. Compr Physiol,2017,7(4):1463 - 1477.

[12] ROSSIGNOL P,HERNANDEZ A F,SOLOMON S D,et al. Heart failure drug treatment[J]. Lancet,2019,393(10175):1034 - 1044.

[13] 陈晓虎.中医药在心力衰竭防治中的地位和作用[J].中国中西医结合杂志,2017,37(10):1157 - 1158.

[14] 金政,吴伟,皮建彬,等.国医大师邓铁涛辨治心力衰竭的经验[J].中国中西医结合杂志,2020,40(6):754 - 755.

[15] 吴焕林.中医药防治心力衰竭的疗效评价及思考[J].中国中西医结合杂志,2017,37(10):1159 - 1161.

[16] 毛静远,朱明军.慢性心力衰竭中医诊疗专家共识[J].中医杂志,2014,55(14):1258-1260.

[17] JIA Q,WANG L,ZHANG X,et al. Prevention and treatment of chronic heart failure through traditional Chinese medicine:Role of the gut microbiota[J]. Pharmacol Res,2020,151:104552.

第四节　动脉粥样硬化

一、疾病简介与流行病学

(一)疾病简介

动脉粥样硬化(atherosclerosis)是指脂肪和(或)纤维物质在动脉最内层即内膜中积累,进而钙质沉着,并有动脉中层的逐渐蜕变和钙化,导致动脉壁增厚变硬、血管腔狭窄;由于在动脉内膜积聚的脂质外观呈黄色粥样,因此称为动脉粥样硬化[1]。动脉粥样硬化是一种具有自身免疫成分的慢性炎性疾病,是心血管疾病的主要潜在病因[2]。肥胖会增加许多动脉粥样硬化危险因素,如糖尿病、高血压、血脂异常等[3]。

(二)流行病学

2015年,有超过1700万人死于心血管疾病,占全球所有死亡人数的31%。其中,估计有740万人死于冠心病,另有670万人死于卒中[1]。心血管疾病是中国居民首位死亡原因,在心血管疾病中,最大的威胁来自动脉粥样硬化性心血管疾病(atherosclerotic cardiovascular disease,ASCVD)[4]。

二、发病机制

动脉粥样硬化是多因素共同作用引起的,发病机制复杂,目前尚未完全阐明。主要危险因素有肥胖、高血脂、糖尿病、高血压、大量吸烟和遗传因素等。脂肪过度积累会导致循环FFA增加,以及局部和全身促动脉粥样硬化炎性因子增加[3]。

1.低密度脂蛋白胆固醇

低密度脂蛋白颗粒会导致动脉粥样硬化[1]。

2.炎症

内脏脂肪组织过多会诱发炎症,炎症因子(如TNF-α和IL-6)产生增加,保护性脂肪因子脂联素产生减少[5]。

3.异位脂肪沉积

异位脂肪沉积导致动脉粥样硬化和心脏代谢风险增加。如腹部脂肪堆积与动脉粥样硬化和心脏代谢高风险相关[6]。

4.氧化应激

肥胖症会增加人体的全身氧化应激反应。内皮功能障碍通常与氧化应激增加和线粒体活性受损有关。氧化应激会改变内皮信号转导和氧化还原调节的转录因子,增加血管内皮通透性并促进白细胞黏附;内皮功能障碍可导致动脉粥样硬化[7]。

5.脂肪因子

功能失调的脂肪组织重塑会导致脂肪因子产生,从而导致与肥胖有关的全身性促炎状态,并对心血管系统产生重要的不良作用,脂肪因子还可以促进胰岛素抵抗,导致内皮功能障碍,从而增加心血管系统风险[5],可导致动脉粥样硬化[8-9]。

6.血管周围脂肪组织功能障碍

血管周围脂肪组织(perivascular adipose tissue,PVAT)是围绕血管的一种脂肪组织。PVAT中发生的组织缺氧和机械应力会导致脂质存储能力的不利变化,且PVAT和相邻动脉之间缺乏结缔组织屏障,促进了细胞因子和脂肪酸向血管外膜的溢出,促进了动脉炎症,可能加剧动脉粥样硬化并增加斑块破裂的风险[10]。

肥胖引起动脉粥样硬化的可能机制参见图8-4。

三、诊断

动脉粥样硬化是一种全身性疾病。血脂异常,动脉造影显示血管有狭窄性病变,应首先考虑动脉粥样硬化。X线检查可见主动脉伸长、扩张和扭曲,有时可见钙质沉着。多普勒超声波检查有助于判断肾动脉、颈动脉及四肢动脉血流通畅情况等。动脉粥样硬化临床上常需考虑与先天性动脉狭窄及炎症动脉病变相鉴别[1]。

动脉粥样硬化是一种弥漫性、缓慢进展的疾病,大多数病例几十年来一直没有症状。当症状出现时,它们通常与管腔狭窄或血栓阻塞引起的血流量减少有关。由于狭窄、流动限制病变而引起的缺血可在心肌需氧量增加的情况下发生,如在体力活动期间,并引起心绞痛症状[1]。

四、临床用药与防治

(一)非药物治疗

生活方式干预措施为治疗奠定了基础,针对多种危险因素具有优势,且对于任

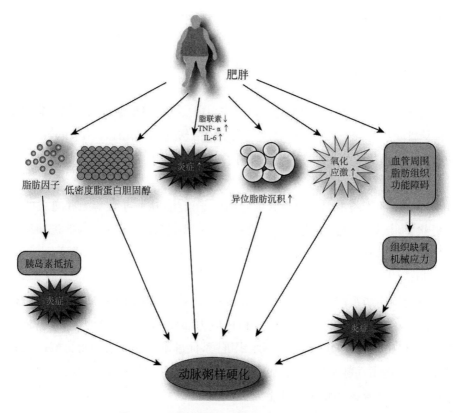

脂联素↓
TNF-α↑
IL-6↑

肥胖

脂肪因子

低密度脂蛋白胆固醇

炎症↑

异位脂肪沉积↑

氧化应激↑

血管周围脂肪组织功能障碍

胰岛素抵抗

炎症

组织缺氧机械应力

炎症

动脉粥样硬化

图 8-4　肥胖引起动脉粥样硬化的可能机制

何阶段的动脉粥样硬化疾病都具有至关重要的意义。在预防动脉粥样硬化疾病方面,重视饮食、体育锻炼和戒烟仍然至关重要[1,11]。

（二）药物治疗

降脂治疗仍然是动脉粥样硬化性疾病治疗的基石。降脂治疗应主要针对 LDL-C[1]。另外,还包括抗血小板药物、扩张血管药物、溶血栓和抗凝血药物等。

1. 他汀类药物

他汀类药物仍然是用来降低 LDL-C 水平的主要药物治疗方法。他汀类药物是 β-羟基-β-甲戊二酸单酰辅酶 A(β-hydroxy-β-methylglutaryl-CoA，HMG-CoA)还原酶的竞争性抑制剂,是合成胆固醇的限速酶。HMG-CoA 还原酶的抑制导致肝低密度脂蛋白受体表达增加和低密度脂蛋白的循环清除增加[1,11]。

2. 胆汁酸螯合剂

胆汁酸螯合剂能降低 LDL-C,并降低心血管疾病。然而,胃肠道的副作用、药物的相互作用和三酰甘油水平的升高限制了它们的广泛使用[1]。

3.依泽替米贝

依泽替米贝可抑制肠细胞吸收胆固醇[1]。

（三）中医药防治

动脉粥样硬化临床表现,与中医学"中风""胸痹""心痛"类似[12]。中医认为,该病归属"瘀证""痰证",虚、痰、瘀为其病机。本病属本虚标实之证,本虚包括气虚、阴虚、阳虚;标实包括血瘀、痰浊、寒凝、气滞、热毒[13-14]。

1.痰瘀互结证

治法:活血化痰,理气止痛。常用药:瓜蒌、薤白、半夏、熟地黄、当归、白芍、川芎、桃仁、红花。痰浊郁而化热者,可予黄连温胆汤加减。

2.气阴两虚证

治法:益气养阴,活血通脉。常用药:人参、麦冬、五味子、当归、黄芪、白术、茯苓、肉桂、熟地黄、远志、陈皮、白芍、甘草。兼有气滞血瘀者,可加川芎、郁金。

3.气虚血瘀证

治法:益气活血,祛瘀止痛。常用药:人参、黄芪、桃仁、红花、紫草、当归、生地黄、川芎、赤芍、柴胡、桔梗、陈皮、白术、白芍。合并阴虚者,可合用生脉散或人参养荣汤。

4.气滞血瘀证

治法:疏肝理气,活血通络。推荐方剂:血府逐瘀汤。常用药:川芎、桃仁、红花、赤芍、柴胡、桔梗、枳壳、牛膝、当归、生地。

参考文献

[1] LIBBY P,BURING J E,BADIMON L,et al. Atherosclerosis[J]. Nat Rev Dis Primers,2019,5(1):56.

[2] SAIGUSA R,WINKELS H,LEY K. T cell subsets and functions in atherosclerosis[J]. Nat Rev Cardiol,2020,17(7):387-401.

[3] NEELAND I J,POIRIER P,DESPRéS J P. Cardiovascular and metabolic heterogeneity of obesity:Clinical challenges and implications for management[J]. Circulation,2018,137(13):1391-1406.

[4] 王森,刘静,赵冬.中国心血管病预防指南(2017)动脉粥样硬化性心血管病发病危险评估方法概述[J].中国循环杂志,2018,33(S2):10-13.

[5] KOENE R J,PRIZMENT A E,BLAES A,et al. Shared risk factors in cardiovascular disease and cancer[J]. Circulation,2016,133(11):1104-

1114.

[6] NEELAND I J, ROSS R, DESPRéS J P, et al. International atherosclerosis society; International Chair on Cardiometabolic Risk Working Group on Visceral Obesity. Visceral and ectopic fat, atherosclerosis, and cardiometabolic disease: a position statement [J]. Lancet Diabetes Endocrinol, 2019 Sep;7(9):715 - 725.

[7] CHENG Y C, SHEEN J M, HU W L, et al. Polyphenols and oxidative stress in atherosclerosis-related ischemic heart disease and stroke[J]. Oxid Med Cell Longev, 2017, 2017:8526438.

[8] FUSTER J J, OUCHI N, Gokce N, et al. Obesity-induced changes in adipose tissue microenvironment and their impact on cardiovascular disease[J]. Circ Res, 2016, 118(11):1786 - 1807

[9] QI X Y, QU S L, XIONG W H, et al. Perivascular adipose tissue (PVAT) in atherosclerosis: a double-edged sword[J]. Cardiovasc Diabetol, 2018, 17(1):134.

[10] AHMADIEH S, KIM H W, WEINTRAUB N L. Potential role of perivascular adipose tissue in modulating atherosclerosis [J]. Clin Sci (Lond), 2020, 134(1):3 - 13.

[11] MICHOS E D, MCEVOY J W, BLUMENTHAL R S. Lipid management for the prevention of atherosclerotic cardiovascular disease[J]. N Engl J Med, 2019, 381(16):1557 - 1567.

[12] 李帅帅, 于红红, 田维毅. 中医药防治动脉粥样硬化炎症反应相关信号通路研究进展[J]. 中国实验方剂学杂志, 2020, 26(23):180 - 186.

[13] 安冬青, 吴宗贵. 动脉粥样硬化中西医结合诊疗专家共识[J]. 中国全科医学, 2017, 20(5):507 - 511.

[14] 朱星, 靳宏光, 黄永生. 动脉粥样硬化的中医诊治研究概况[J]. 中国中医基础医学杂志, 2019, 25(8):1164 - 1167.

第九章　肥胖相关性肾病

第一节　疾病简介与流行病学

一、疾病简介

肥胖相关性肾病（obesity-related glomerulopathy，ORG）是指体重指数（BMI）≥30 kg/m² 的患者发生肾小球肿大以及局灶性和节段性肾小球硬化[1-2]，是肥胖的主要并发症之一[1,3]。肥胖相关性肾病主要是由肾小球高滤过，脂肪组织中激素和细胞因子分泌失调，肾细胞异位脂质积累等因素引起的[4]。肥胖相关性肾病的病理特征[2-3,5-8]为肾小球肥大，或伴有局灶性和节段性肾小球硬化、足细胞减少等表现[3,9,10]。肥胖相关性肾病的临床表现是相当复杂的，从轻度蛋白尿到肾病范围蛋白尿，并伴有功能性肾损害[11]。肥胖相关性肾病患者通常伴有蛋白尿和代谢紊乱，如血脂异常和高血压[4-5,7-8]。

二、流行病学

肥胖流行导致肥胖相关性肾病发病率增加，已成为一个全球性问题，其流行率已大幅上升[5]。在过去的 30 年里，肥胖相关性肾病在美国、欧洲和亚洲人群中的出现频率有所增加。流行病学研究报告，蛋白尿或大量蛋白尿在 4%～10% 的肥胖患者中普遍存在[1]。

第二节　发病机制

肥胖相关性肾脏发病机制复杂，遗传背景和环境因素在其发病中起重要作用。血流动力学因素（高血压和高滤过）[12]、炎症、肾脂毒性、血流动力学变化，脂质代谢失调和肥胖环境中的激素反应是肥胖相关性肾病的主要病因[13]（见图 9-1）。

1. 肾脏血流动力学改变

肥胖患者肾素-血管紧张素-醛固酮系统（RAAS）过度激活，循环和肾组织中RAAS组分血管紧张素Ⅱ和醛固酮水平增加。RAAS过度激活可能参与了高滤过的发病机制，首先，血管紧张素Ⅱ和醛固酮对肾小球小动脉有收缩作用，对传出小动脉的影响大于传入小动脉，这可能会增加跨毛细血管液压差和肾小球滤过率（GFR）；此外，醛固酮可以增加人类GFR。RAAS过度激活也可能导致过多的钠重吸收，并导致高血压和高滤过。在肥胖者中，肾交感神经系统也被过度激活，并导致钠滞留；肥胖患者循环中瘦素水平会增加，并激活肾交感神经系统，从而促进钠滞留和高血压。肥胖患者的低脂联素水平也可能激活肾交感神经系统，促进钠滞留。此外，阻塞性睡眠呼吸暂停综合征经常与肥胖有关，并过度激活肾交感神经[1,3]。在肥胖者中，蛋白尿的患病率增加，血管紧张素Ⅱ可能不依赖于滤过压而直接影响肾小球的通透性；其他因素，如低循环脂联素，可能通过直接作用于足细胞诱导蛋白尿[1]。

2. 脂肪细胞因子

脂肪组织分泌一系列细胞因子，统称为脂肪细胞因子。脂肪细胞因子刺激肾脏细胞经历适应性或非适应性反应，以应对高滤过的机械力。脂肪细胞因子如瘦素、脂联素和抵抗素影响细胞肥大、细胞外基质和肾脏纤维化，而血管生成素和血管内皮生长因子则维持内皮细胞-周细胞的完整性[1,3,10,14]。另外，TNF-α、IL-6及CRP等细胞因子可诱发胰岛素抵抗，促进动脉粥样硬化的形成，从而直接或间接影响肾脏结构和功能。

3. 肾脂毒性和胰岛素抵抗

肾脏中异位脂质或"脂肪肾"可能构成肥胖相关性肾病基础，脂肪毒性或脂质过载在肥胖相关性肾病发展中起了重要作用[1]。肾小球系膜细胞积累脂质，并可能转化为泡沫细胞，参与肾小球硬化的发生[1,3,9,15]。此外，异常脂质代谢可导致高脂血症或引起炎症，高脂血症对足细胞亦有直接毒性作用，可促进蛋白尿产生；异位脂质水平也与胰岛素抵抗具有较强相关性，而胰岛素抵抗与肾脏高滤过等事件独立相关[1]；且肾脏被包膜下的脂肪包裹，部分脂肪渗入肾窦，构成了对肾脏的机械压力，导致肾组织缺血，进一步加重肾脏损伤。

此外，肥胖者体内氧化应激水平明显增高，活性氧明显增多。肾脏活性氧增多，参与了肾组织损伤过程。

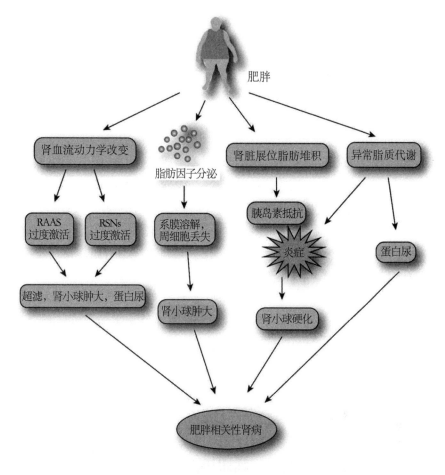

图 9-1 肥胖引起肾病的可能机制

第三节 诊 断

诊断肥胖相关性肾病的标准是患者 BMI≥30 kg/m² 且出现肾小球肿大、局灶性节段性肾小球硬化症（focal segmental glomerulosclerosis，FSGS）[1-2]。

（一）临床表现

患者肥胖，肾病起病隐匿，早期仅表现为微量清蛋白尿。本病镜下血尿发生率低，不出现肉眼血尿；水肿程度较轻，半数患者合并高血压、高尿酸血症和高脂血症等。此外，还有一些患者伴有糖代谢异常（如糖耐量降低）和睡眠呼吸暂停综合征等表现[16]。

（二）病理分型

光学显微镜检查是确诊本病的关键，并能清楚区分肥胖相关性肾小球肥大症（OB-GM）和肥胖相关性 FSGS（OB-FSGS），其共同病理表现为肾小球体积增大。电镜检查在大量蛋白尿患者中可见节段性肾小球足突融合[16]。

（三）诊断标准及鉴别诊断

1. 诊断标准

对于肥胖相关性肾病，目前尚无统一的诊断标准。

2. 鉴别诊断

（1）良性小动脉硬化性肾硬化症。

良性小动脉硬化性肾硬化症又称高血压肾硬化症，因为高血压可造成血管内皮细胞功能损害而出现微量清蛋白尿，进一步发展可出现蛋白尿及肾功能损害，故需与本病鉴别。

（2）糖尿病肾病。

糖尿病肾损害Ⅰ期患者肾脏病理检查即可见肾小球肥大，Ⅱ、Ⅲ期时可出现微量清蛋白尿，且患者血糖明显升高，而肥胖相关性肾病活检测多呈节段性，增生性病变不明显[16]。

（3）继发性肾小球硬化症。

肾单位减少等可引起肾小球硬化症，可依据病史及原发病特征做出鉴别[16]。

第四节　临床用药与防治

（一）非药物治疗

肥胖相关性肾病的主要干预措施是减肥。有证据表明，体重减轻可改善肥胖相关性肾病的高滤过状态和蛋白尿[2,17]。减肥，无论是通过饮食、药物还是减肥手术，都能降低蛋白尿的发生率。也就是说，体重下降与蛋白尿发病率的降低呈正相关[18]。减肥手术的减肥效果通常比低热量饮食疗效可靠。一些临床报告显示，减肥手术后肥胖相关性肾病患者蛋白尿明显减少[12,18-19]。

（二）药物治疗

1. 抑制肾素-血管紧张素-醛固酮系统（RAAS）

长期以来，抑制 RAAS 一直是肾小球超滤和蛋白尿的基石疗法[9]。RAAS 成为肥胖相关性肾病治疗的重要靶点，RAAS 阻断包括血管紧张素转换酶抑制剂和血管紧张素受体阻滞剂，可降低肥胖相关性肾病患者蛋白尿，可纠正肾脏局部血流动力学异常,降低终末期肾病的发生率[12,14,18]。

2. 降糖药物

降糖药物在肥胖相关性肾病治疗中的应用,如二肽基肽酶-4(DPP-4)抑制剂和胰高血糖素样肽-1(GLP-1)受体激动剂(如利拉鲁肽),是通过提高全身胰岛素敏感性和抑制局部炎症和足细胞自噬,减少单核细胞、M1 巨噬细胞浸润、TNF-α和 IL-6 产生[13,19],从而对肾脏有一定保护作用。

二甲双胍可能是潜在的治疗肥胖相关性肾病的药物,因为它具有抗纤维化作用[13]。二甲双胍虽然可能有助于治疗肥胖相关性肾病,但其可能发生严重的乳酸酸中毒风险而导致肾功能不全、脱水和心力衰竭[14]。胰岛素抵抗是肥胖相关性肾病发生的一个重要病理生理基础,胰岛素增敏剂噻唑烷二酮类(TZD)药物,如罗格列酮在非糖尿病蛋白尿人群中已被证明能改善蛋白尿[10]。

3. 改善炎症

线粒体靶向抗氧化剂 SS-31 能保护肾小球内皮细胞和足细胞,抑制系膜扩张、肾小球硬化、巨噬细胞浸润和炎症因子(包括 TNF-α、单核细胞趋化蛋白-1 和转化生长因子β)的上调,并防止线粒体脂毒性,使其成为治疗肥胖相关性肾病的一种新的上游药物。另外有研究表明锌可以下调 P38 MAPK 介导的炎症反应,减缓肥胖相关性肾病的进展。姜黄素通过抑制 Wnt/β-联蛋白信号通路,降低瘦素对足细胞的毒性,可视为肥胖相关性肾病的潜在治疗方法[13]。

4. 治疗脂质失调

针对细胞脂质代谢的各种干预措施可减少肾脂质蓄积并减少肾小球损伤,如他汀类药物可能有助于减少蛋白尿和减轻肾小球损伤[20]。

(三)中医药防治

中医认为,肥胖相关性肾病可归属于"肥胖虚劳""痰浊""湿阻""瘀血"等范畴,其形成与先天禀赋不足、地理环境因素、七情过极、疏于劳作运动、过食肥甘厚味、脾胃虚衰、痰饮水湿潴留等因素相关。主要病位在脾肾,基本病机为脾肾两虚,痰瘀交阻。多数医家认为该病以正虚为本,痰瘀湿浊为标,属本虚标实之候[21,22]。可使用降脂中药等治疗肥胖相关性肾病患者,这时常加入茯苓、荷叶、车前子、泽泻、白术、丹参、白茅根、陈葫芦、桑枝、枸杞子、茶叶、焦山楂、决明子、三棱、莪术、大黄等辅助降脂减肥[22]。

参考文献

[1] D'AGATI V D，CHAGNAC A，DE VRIES A P，et al. Obesity-related

glomerulopathy: clinical and pathologic characteristics and pathogenesis [J]. Nat Rev Nephrol, 2016,12(8):453 - 471.

[2] XU T, SHENG Z, YAO L. Obesity-related glomerulopathy: pathogenesis, pathologic, clinical characteristics and treatment[J]. Front Med, 2017,11 (3):340 - 348.

[3] MARIC-BILKAN C. Obesity and diabetic kidney disease[J]. Med Clin North Am, 2013,97(1):59 - 74.

[4] YANG S, CAO C, DENG T,et al.Obesity-related glomerulopathy: A latent change in obesity requiring more attention[J]. Kidney Blood Press Res, 2020,45(4):510 - 522.

[5] SNYDER S, TURNER G A, TURNER A. Obesity-related kidney disease [J]. Prim Care,2014,41(4):875 - 893.

[6] TSUBOI N, UTSUNOMIYA Y, HOSOYA T. Obesity-related glomerulopathy and the nephron complement[J]. Nephrol Dial Transplant, 2013,28 (Suppl 4):108 - 113.

[7] PRAGA M, MORALES E. The fatty kidney: Obesity and renal disease[J]. Nephron, 2017,136(4):273 - 276.

[8] LAKKIS J I, WEIR M R. Obesity and kidney disease[J]. Prog Cardiovasc Dis, 2018,61(2):157 - 167.

[9] DE VRIES A P, RUGGENENTI P, RUAN X Z, et al. ERA-EDTA Working Group Diabesity. Fatty kidney: emerging role of ectopic lipid in obesity-related renal disease[J]. Lancet Diabetes Endocrinol, 2014, 2(5): 417 - 426.

[10] MATHEW A V, OKADA S, SHARMA K. Obesity related kidney disease [J]. Curr Diabetes Rev, 2011,7(1):41 - 49.

[11] NEHUS E, MITSNEFES M. Childhood obesity and the metabolic syndrome[J]. Pediatr Clin North Am, 2019, 66(1):31 - 43.

[12] GARCÍA-CARRO C, VERGARA A, BERMEJO S, et al. A nephrologist perspective on obesity: From kidney injury to clinical management[J]. Front Med (Lausanne), 2021,(8):655871.

[13] YANG S, CAO C, DENG T,et al. Obesity-related glomerulopathy: a latent change in obesity requiring more attention[J]. Kidney Blood Press

Res，2020，45(4)：510 - 522.

［14］CÂMARA N O，ISEKI K，KRAMER H，et al. Kidney disease and obesity：epidemiology，mechanisms and treatment［J］. Nat Rev Nephrol，2017，13(3)：181 - 190.

［15］KOVESDY C P，FURTH S，ZOCCALI C. World kidney day steering committee［J］. Obesity and kidney disease：Hidden consequences of the epidemic. Physiol Int，2017，104(1)：1 - 14.

［16］杨小娟，刘明亮，李娟，等.肥胖相关性肾小球病的诊断及治疗［J］.中国全科医学，2012，15(17)：1977 - 1979.

［17］NEHUS E. Obesity and chronic kidney disease［J］. Curr Opin Pediatr，2018，30(2)：241 - 246.

［18］BÖRGESON E，SHARMA K. Obesity，immunomodulation and chronic kidney disease［J］. Curr Opin Pharmacol，2013，13(4)：618 - 624.

［19］SANDINO J，LUZARDO L，MORALES E，et al. Which patients with obesity are at risk for renal disease［J］? Nephron，2021，5：1 - 9.

［20］BAYLISS G，WEINRAUCH L A，D'ELIA J A. Pathophysiology of obesity-related renal dysfunction contributes to diabetic nephropathy［J］. Curr Diab Rep，2012，12(4)：440 - 446.

［21］中华中医药学会肾病分会.肥胖相关性肾病诊断、辨证分型及疗效评定标准（试行方案）［J］.上海中医药杂志，2014，48(7)：17 - 18.

［22］李清茹，于市委吕宏生.辨治肥胖相关性肾病经验［J］.中国民间疗法，2021，29(3)：35 - 38.

第十章　肥胖与衰老

第一节　疾病简介和流行病学

一、疾病简介

衰老为自组织系统的崩溃和适应环境能力的降低[1]。衰老是细胞逐渐恶化的生物学过程,组织损伤累积,器官健康水平和功能下降,机体对与年龄相关疾病的敏感性增加,生物体对损伤的反应减弱以及死亡可能性增大[2]。衰老是一个不断发展变化的退行性过程,伴随着严重的功能障碍,如组织干细胞耗竭、组织炎症、基质改变、细胞衰老和代谢功能障碍等[3]。这些细胞和组织的变化反映了线粒体、蛋白稳态、细胞间通信、营养感应、表观遗传学和 DNA 修复等潜在的异常变化,这些异常变化导致了基因组不稳定和损坏、端粒功能障碍等[4-5],从而会损害感觉、运动和认知功能,从而降低生活质量,甚至可能致命[2]。

二、流行病学

流行病学表明,衰老与肥胖的关系密切,肥胖者较正常人寿命预期缩短 5～15 年,且有研究表明,40 岁以后,肥胖使男性预期寿命缩短 5.8 岁,女性预期寿命缩短 7.1 岁[6]。

第二节　发病机制

肥胖者预期寿命的缩短是因为肥胖在多个层面加速衰老。从分子水平分析,肥胖可损坏细胞核 DNA 和线粒体 DNA 的完整性,改变 DNA 甲基化模式。

1. 炎症

肥胖-炎症-衰老之间涉及多种机制。肥胖者体内普遍存在炎症,炎症是衰老的主要危险因素。肥胖者体内的脂质种类介导炎症的产生,如游离脂肪酸(FFA)可通过衔接蛋白胎球蛋白 A 间接结合 Toll 样受体 4(TLR4)和 Toll 样受体 2(TLR2),导致核因子 κB(NF-κB)和 c-Jun 氨基端激酶 1(JNK1)活化,使脂肪细胞或肝细胞中趋化因子的合成和分泌增加,从而导致促炎性巨噬细胞浸润[7,8]。肥胖能减少 T 细胞的产生,并通过诱导代谢应激从而诱导 T 细胞分化为促炎 T 细胞进而促使促炎因子的释放,促进内脏脂肪组织中巨噬细胞浸润[9];T 细胞代谢失调会引发 1 型细胞因子风暴,从而导致衰老[6,9];肥胖对免疫细胞衰老的影响不仅限于 T 细胞,也包括 B 细胞[8],尤其是内脏脂肪组织直接损害 B 细胞的功能,诱导衰老。

代谢超负荷易引发多细胞器应激和功能障碍,尤其是内质网应激和线粒体功能障碍,其与衰老的发生、发展直接相关[6]。内质网是一种胞质细胞器,除形成三酰甘油液滴外,还参与脂质、葡萄糖、胆固醇和蛋白质代谢的调节[11]。在肥胖者中,脂肪细胞的"负担"更重,其功能受损以及错误折叠或未折叠的蛋白质在其内腔中积聚风险更大,更容易引发未折叠蛋白反应(unfolded protein response,UPR)[12]。UPR 激活促使炎症因子 TNF-α 和 IL-6 增加,进一步增强炎症,加速胰岛素抵抗进程[13]。线粒体功能障碍与自由基产生相关,而自由基过量产生,可引发炎症反应,可促进衰老。肠道生态系统在维持宿主生理方面具有重要作用,其改变可引发多种生理性疾病,肠道微生物群失调将增加患代谢性疾病以及衰老的风险[13-18]。肥胖者的肠菌群表现通透性的改变、更多的微生物代谢产物积聚、类似于脂多糖等产物增多[16],引起机体炎症反应,并进一步诱导机体衰老[9]。此外,肠道微生物参与的代谢,如次级胆汁酸代谢等可影响机体的寿命,这似乎与代谢综合征相关[10]。

2. 胰岛素抵抗

肥胖者脂肪组织有多种途径可以直接或间接地阻断胰岛素作用,引发胰岛素抵抗(insulin resistance)[19]。胰岛素抵抗与衰老相关蛋白去乙酰化酶 SIRT1 密切相关,其通过在染色质水平调节肥胖症的特异靶基因——蛋白酪氨酸磷酸酶 1B(protein tyrosine phosphatase 1B,PTP1B)的水平反过来影响胰岛素敏感性[3]。PTP1B 通过对胰岛素受体或其底物上的酪氨酸残基去磷酸化作用,对胰岛素信号转导进行负调节[3,20,21]。胰岛素加速脂肪组织衰老过程的另一个机制是通过影响葡萄糖稳态,胰岛素抵抗加速 Aβ 的产生。此外,胰岛素信号介导 TOR 信号调控多种形式的自噬也是影响蛋白质稳态的因素,蛋白质稳态是维持蛋白结构和功能的重要因素,其随衰老而退化,蛋白质稳态缺乏会加速衰老[21]。

3. 表观遗传变化

肥胖与衰老都伴随表观遗传变化。基因的表观遗传修饰通常涉及整个生命生长过程尤其是生长发育过程,其与营养状态敏感性,BMI 以及白色脂肪组织的成脂潜力增强有关[22]。肥胖与衰老相关的表观遗传变化主要是表观基因组和染色质组变化,如异染色质聚集以及 DNA 损伤或 DNA 甲基化。此外,少量涉及蛋白质稳态的变化,而这些变化在生理上是不可逆的,但仍然可通过热量限制等方式延缓[23]。

DNA 损伤修复是细胞维持正常功能的关键机制,DNA 突变增加和未修复病变的积累将加大衰老风险。肥胖不仅损坏细胞核 DNA 和线粒体 DNA 的完整性,在肥胖症中,线粒体功能障碍导致脂肪酸氧化失败,葡萄糖平衡紊乱[24,25],线粒体 DNA 损伤增加,还会改变 DNA 甲基化模式,这均与不同组织的表观遗传老化有关。肥胖症主要由于高能量饮食和减少体力活动引起的慢性能量超负荷,进而导致氧化应激和炎症的产生,并激活巨噬细胞。由肥胖激活的相关巨噬细胞可分泌细胞因子 TNF-α 和 IL-6,可诱导远离炎症部位的非靶向组织的 DNA 损伤,进而诱发组织衰老[7,33]。

4. 细胞自噬

自噬是机体应对各种外界刺激和内在变化而产生的细胞内自我更新、自我修复的机制,在细胞分化、物质代谢和能量平衡中起重要作用。自噬可以改善肥胖和衰老,而衰老可以触发细胞自噬[24]。例如,能量代谢失衡导致体内三酰甘油过度堆积会导致肥胖的产生,自噬通过促进受损细胞器或其他细胞成分的降解来延缓衰老[25];自噬可以及时清除胞内废物,维护细胞功能,延长细胞寿命[24]。

5. 烟酰胺腺嘌呤二核苷酸

烟酰胺腺嘌呤二核苷酸(nicotinamide adenine dinucleotide,NAD)作为氧化还原反应的辅酶,是能量代谢的中心分子,并调节多种代谢途径[26]。NAD 稳态对于各种代谢组织十分重要。因而靶向 NAD 代谢有助于治疗代谢性疾病及延缓衰老。NAD 在肥胖者内脏组织中含量较正常人要低,因而导致促炎 M1 样巨噬细胞进行性浸润风险更大,该过程伴随着促炎细胞因子表达增加、胰岛素抵抗和脂解率降低[26-32]。NAD 可以直接或间接影响许多关键的细胞功能,包括代谢途径、DNA修复、染色质重塑、细胞衰老和免疫细胞功能。这些过程及其发挥的功能对于维持组织和代谢稳态以及健康衰老至关重要[27,28]。

6. 活性氧

维持正常细胞代谢产生的活性氧(ROS)主要由线粒体产生,其能够氧化脂质,改变 DNA 和蛋白质的活性,破坏细胞结构,并在维持体内平衡方面发挥重要作用[35]。在肥胖症中,长期高水平 ROS 抑制了健康的脂肪扩张,促进了异位脂质的积累,并通过抑制胆固醇调节元件结合转录因子 1(sterol regulatory element binding transcription factor 1,SREBF-1)而削弱了胰岛素敏感性,将进一步诱发肥胖和衰老的产生[35]。

7.其他

超重或肥胖者的大脑血流量更低,患年龄相关性疾病的风险较正常者更高。同时,生物节律与肥胖、衰老相互关联。如肥胖与超重者咽部脂肪在一定程度上会影响睡眠。睡眠不足会触发机体的应激反应系统,导致应激激素皮质醇水平升高,新陈代谢和内分泌功能紊乱。睡眠质量与多巴胺、饮食、免疫、细胞分裂周期、细胞内高效的能量代谢等相关,这些过程与衰老密切相关。压力与睡眠等也有密切联系,压力可通过多种途径诱发肥胖和衰老,如下丘脑-垂体-肾上腺轴会激活肾上腺分泌激素皮质醇,而皮质醇促进机体饮食和腹部区域的脂肪沉积;压力刺激"奖励机制"——多巴胺增强机体对食物的欲望,压力、"奖励机制"和进食形成了一个正反馈回路,加重肥胖症;压力会使细胞产生更多的氧化剂和自由基,加快衰老,进而直接对端粒产生影响来加速细胞衰老[35-37]。

肥胖引起衰老的可能机制参见图 10-1。

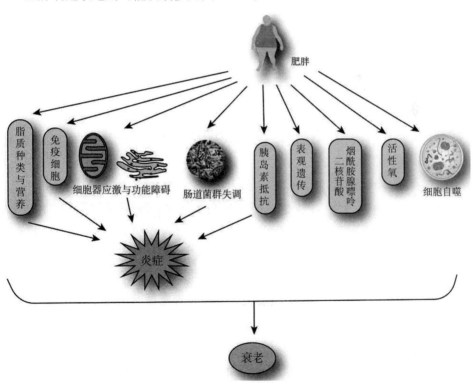

图 10-1 肥胖引起衰老的可能机制

第三节　诊　断

（一）衰老的生物标志物

目前，衰老领域的一个主要限制是缺乏单一的、通用的和模型特异性的生物标志物来鉴定衰老。衰老细胞的生物标记包括细胞形态异常增大、扁平，胞质核比不成比例的增加（苏丹黑 B 类似物的方法），蛋白质合成增加，脂褐素积累，IL-6 等因子表达增加，衰老相关的 β-半乳糖苷酶活性增加及细胞质中高迁移率族蛋白提高，衰老相关的卫星序列扩增和端粒相关的 DNA 损伤灶等。细胞学上可检测的核病灶，如 DNA 复制缺乏、持续性 DNA 损伤反应因子在损伤部位积累。DNA 在端粒序列积累时，可联合端粒相衰老相关分泌表型的成分，如促炎细胞因子 IL-6 和 IL-8共同鉴定。此外，还有晚期糖基化终产物和表观遗传钟（epigenetic clock）[6,38]。

（二）自噬检测和成像技术

自噬通量是自噬的动态过程，是指自噬膜分离，自噬体形成/成熟，与溶酶体融合形成自噬体。荧光 LC3 融合报告基因非常适合跟踪自噬通量和 LC3 介导的蛋白水解。LC3 在短暂的大脑中动脉闭塞后可追踪大脑中的自噬激活，适合单神经元分辨率的活体显微镜成像。

第四节　临床用药与防治

（一）生活方式干预

控制肥胖和相关并发症的治疗干预措施包括饮食干预，如低糖低脂饮食，适当摄入含胡萝卜素、维生素 E、维生素 C 等抗氧化剂，锌、镁和硒，烟酸和微量元素等食物；保持适当体育锻炼可延缓端粒缩短的速度以延缓衰老[39-46]。

（二）药物治疗

二甲双胍不仅可用于对血糖的调控，也可以减轻体重，降低癌症的发病率和病死率[42]。亚精胺可以调节肥胖引起的氧化应激和慢性炎症，从而改善肥胖相关的代谢综合征；亚精胺可能通过多种作用机制发挥抗衰老的作用，其中包括提高自噬功能[47]。阿司匹林可通过抑制自由基氧化、能量限制、改善血管内皮功能、抑制 NF-κB 的上下游信号通路等机制延缓衰老[48,49]。褪黑素参与衰老与肥胖相关的过程，具有抗氧化作用，是一种有效的抗氧化剂[51]。

（三）中医药防治

中医学理论重视人体与自然环境的协调平衡，以脏腑阴阳虚衰为核心，神志、气血失调等为病理基础，将衰老及其相关疾病归类于脏腑虚实、精气亏虚、邪实致衰、情志刺激、先天禀赋与后天失调等[51]。例如，脏腑精气亏虚理论认为肾虚、脾胃虚为衰老的主要原因[52-54]；又如邪实致衰，血瘀气滞，《素问·举痛论》曰："气为血之帅，气滞则血停，久则生瘀血；津随气化，气滞则津停，久必化痰湿"[54]。气郁则血滞，血瘀阻塞经络影响气机运行，阻滞血脉，血瘀则新血不生，瘀血长期得不到纠正将导致形体失养、脏腑机能衰退，导致或加速衰老[53]。

人参味甘，有补脾益肺、生津、安神益智、扶正祛邪之功能[55]。人参皂苷可通过影响细胞周期调控因子、衰老基因表达，延长端粒长度、增强端粒酶活性等来实现其抗衰老功能[55,56]。红景天在免疫和基础代谢方面改善肥胖，同时，红景天有益气活血，大花红景天多糖有显著延缓衰老功效。红景天总苷可清除体内自由基，增加抗氧化酶活性，且减少过氧化脂质和脂褐素含量，发挥减慢衰老和改善肥胖的功效[57,58]。党参有补中益气、生津之效，拥有部分抗氧化延缓衰老功用[59-60]。《本草纲目》中记载枸杞"久服坚筋骨，轻身不老，耐寒暑"。枸杞性甘味平，具有滋补肝肾、益精明目、延缓衰老等众多功效。黑果枸杞具有降血脂、抗氧化、抗突变、抗癌、抗炎、提高机体免疫力等多种生物学活性，黑果枸杞花色苷具有抑制脂肪酶活性的作用，从而抑制肥胖[59-60]。左归丸是滋阴补肾、填精益髓的名方，亦是公认的抗衰老古方。它通过调节衰老相关的基因表达，具有提高免疫力、抗氧化、调节内分泌、提高应激水平、补充微量元素等作用[61]。

参考文献

[1] DA COSTA J P，VITORINO R，SILVA G M，et al. A synopsis on aging-theories，mechanisms and future prospects[J].Ageing Res Rev,2016(29)：90-112.

[2] PARTRIDGE L，DEELEN J，SLAGBOOM PE. Facing up to the global challenges of ageing[J].Nature,2018,561(7721):45-56.

[3] KHOSLA S，FARR J N，TCHKONIA T，et al. The role of cellular senescence in ageing and endocrine disease[J]. Nat Rev Endocrinol, 2020, 16(5):263-275.

[4] VAISERMAN A，KOLIADA A，LUSHCHAK O,et al. Repurposing drugs to fight aging: The difficult path from bench to bedside[J]. Med Res Rev,

2021,41(3):1676 - 1700.

[5] KONTIS V, BENNETT J E, MATHERS C D, et al.Future life expectancy in 35 industrialised countries: projections with a Bayesian model ensemble [J].Lancet,2017,389(10076):1323 - 1335.

[6] BATSIS J A, VILLAREAL D T. Sarcopenic obesity in older adults: aetiology, epidemiology and treatment strategies[J]. Nat Rev Endocrinol. 2018, 14(9):513 - 537.

[7] SHI H, KOKOEVA M V, INOUYE K,et al. TLR4 links innate immunity and fatty acid-induced insulin resistance[J].J Clin Invest,2006,116(11): 3015 - 3025.

[8] WINER D A, WINER S, DRANSE H J,et al. Immunologic impact of the intestine in metabolic disease[J]. J Clin Invest,2017,127(1):33 - 42.

[9] LENAERS G, BONNEAU D, DELNESTE Y, et al. Dysfunctional T cell mitochondria lead to premature aging[J]. Trends Mol Med, 2020,26(9): 799 - 800.

[10] MA J, HONG Y, ZHENG N, et al. Gut microbiota remodeling reverses aging-associated inflammation and dysregulation of systemic bile acid homeostasis in mice sex-specifically. Gut Microbes, 2020, 11(5):1450 - 1474.

[11] KANE A E, SINCLAIR D A. Sirtuins and NAD$^+$ in the development and treatment of metabolic and cardiovascular diseases[J]. Circ Res,2018,123 (7):868 - 885.

[12] DURIEUX J, WOLFF S, DILLIN A. The cell-non-autonomous nature of electron transport chain-mediated longevity[J]. Cell, 2011, 144(1):79 - 91.

[13] HOUTKOOPER R H, MOVCHIROVD L, RYU D, et al. Mitonuclear protein imbalance as a conserved longevity mechanism[J]. Nature,2013, 497(7450): 451 - 457 .

[14] BÁRCENA C, VALDÉS-MAS R, MAYORAL P,et al. Healthspan and lifespan extension by fecal microbiota transplantation into progeroid mice [J]. Nat Med,2019,25(8):1234 - 1242.

[15] THAISS C A, ZMORA N, LEVY, M. et al. The microbiome and innate

immunity[J]. Nature,2016,535(7610):65-74.

[16] PLOVIER H, EVERARD A, DRUART C, et al. A purified membrane protein from Akkermansia muciniphila or the pasteurized bacterium improves metabolism in obese and diabetic mice[J]. Nat Med,2017,23(1):107-113.

[17] POSTLER T S, GHOSH S. Understanding the holobiont: how microbial metabolites affect human health and shape the immune system[J]. Cell Metab,2017, 26(1), 110-130.

[18] KINCAID H J, NAGPAL R, YADAV H. Microbiome-immune-metabolic axis in the epidemic of childhood obesity: Evidence and opportunities[J]. Obes Rev,2020,21(2):e12963.

[19] 杨伟,华琦.衰老相关的慢性炎症与胰岛素抵抗的研究进展[J].中华老年多器官疾病杂志,2017,16(1):68-71.

[20] BORGHESAN M, HOOGAARS W M H, VARELA-EIRIN M,et al. A senescence-centric view of aging: Implications for longevity and disease [J]. Trends Cell Biol,2020,30(10):777-791.

[21] FAHY G M, BROOKE R T, WATSON J P,et al. Reversal of epigenetic aging and immunosenescent trends in humans[J].Aging Cell, 2019, 18(6):e13028.

[22] 熊倩薇,唐雪,蒙雨丹,等.基于分子机制探讨中药抗衰老[J].中药药理与临床,2020,36(3):272-276.

[23] ZHANG J,XIAO Y,GUAN Y,et al. An aqueous polyphenol extract from Rosa rugosa tea has antiaging effects on Caenorhabditis elegans[J].J Food Biochem, 2019,43(4):e12796.

[24] YIN Z, PASCUAL C, KLIONSKY D J. Autophagy: machinery and regulation[J]. Microb Cell,2016,3(12):588-596.

[25] ESCOBAR K A,COLE N H,MERMIER C M,et al. Autophagy and aging: Maintaining the proteome through exercise and caloric restriction [J]. Aging Cell,2019,18(1):e12876.

[26] NACARELLIT, LAU L, FUKUMOTO T, et al. NAD$^+$ metabolism governs the proinflammatory senescence-associated secretome[J]. Nat Cell Biol,2019, 21(3):397-407.

［27］MARTENS C R，DENMAN B A，MAZZO M R，etal.Chronic nicotinamide riboside supplementation is well-tolerated and elevates NAD＋ inhealthy middle-aged and older adults［J］. Nat Commun,2018,9(1):1286.

［28］KANFI Y，NAIMAN S，AMIR G，et al. The sirtuin SIRT6 regulates lifespan in male mice［J］.Nature，2012，483(7388)：218.

［29］NACARELLI T，LAU L，FUKUMOTO T，et al. NAD metabolism governs the proinflammatory senescence-associated secretome［J］. Nat Cell Biol,2019,21(3):397－407.

［30］LEE J M，GOVINDARAJAH V，GODDARD B,et al. Obesity alters the long-term fitness of the hematopoietic stem cell compartment through modulation of Gfi1 expression［J］. Exp Med,2018,215(2):627－644.

［31］CHINI C C S，TARRAGÓ M G，CHINI E N. NAD and the aging process：Role in life，death and everything in between［J］. Mol Cell Endocrinol，2017(455):62－74.

［32］VERDIN E. NAD$^+$ in aging，metabolism，and neurodegeneration［J］. Science，2015，350(6265):1208－1213.

［33］REMELY M，FERK F，STERNEDER S，et al. EGCG prevents high fat diet-induced changes in gut microbiota，decreases of DNA strand breaks，and changes in expression and DNA methylation of dnmt1 and MLH1 in C57BL/6J male mice［J］. Oxid Med Cell Longev，2017(2017):3079148.

［34］SAS K，SZABÓ E，VÉCSEI L. Mitochondria，Oxidative stress and the kynurenine system，with a focus on ageing and neuroprotection［J］. Molecules,2018,23(1):191.

［35］SCHWARTZ M W，SEELEY R J，ZELTSER L M,et al. Obesity pathogenesis：an endocrine society scientific statement［J］. Endocr Rev，2017,38(4):267－296.

［36］TOMIYAMA A J. Stress and Obesity［J］. Annu Rev Psychol,2019(70):703－718.

［37］FONKEN LK，FRANK MG，GAVDET A D，et al. Stress and aging act through common mechanisms to elicit neuroinflammatory priming［J］. Brain Behav Immun,2018(73):133－148.

［38］XIA X，CHEN W，MCDERMOTT J，et al. Molecular and phenotypic biomarkers of aging[J]. F1000Res，2017(6):860.

[39] ZHANG Y，FISCHER K E，SOTO V，et al. Obesity-induced oxidative stress，accelerated functional decline with age and increased mortality in mice[J].Arch Biochem Biophys，2015,576:39－48.

[40] HODGSON K，CARLESS M A，KULKARNI H，et al. Epigenetic age acceleration assessed with human white-matter images[J]. Neurosci，2017，37(18):4735－4743.

[41] WANG T，TSUI B，KREISBERG J F，et al. Epigenetic aging signatures inmice livers are slowed by dwarfism，calorie restriction and rapamycin treatment[J]. Genome Biol,2017,18(1):57.

[42] DE HAES W，FROONINCKX L，VAN ASSCHE R，et al. Metformin promotes lifespan through mitohormesis via the peroxiredoxin PRDX-2 [J]. Proc Natl Acad Sci USA，2014,111(24):E2501－E2509.

[43] DE LA FUENTE M. Role of neuroimmunomodulation in aging [J]. Neuroimmunomodulation,2008,15: 213－223.

[44] DE LA FUENTE M，HERNANZ A，VALLEJO M C. The immune system in the oxidative stress conditions of aging and hypertension: favorable effects of antioxidants and physical exercise[J]. Antioxid Redox Signal，2005,7(9－10):1356－1366.

[45] FRIEDRICH M，PETZKE KJ，RAEDERSTORFF D. et al. Acute effects of epigallocatechin gallate from green tea on oxidation and tissue incorporation of dietary lipids in mice fed a high-fat diet[J]. Int J Obes. (Lond) 2012, 36(5):735－743.

[46] MADEO F，CARMONA-GUTIERREZ D，HOFER S J, et al. Caloric restriction mimetics against age-associated disease: Targets，mechanisms，and therapeutic potential[J]. Cell Metab, 2019,29(3):592－610.

[47] MADEO F，EISENBERG T，PIETROCOLA F，et al. Spermidine in health and disease[J]. Science, 2018, 359(6374):eaan2788.

[48] ARDESHNA D，KHARE S，JAGADISH P S, et al. The dilemma of aspirin resistance in obese patients[J]. Ann Transl Med,2019,7(17):404.

[49] SZCZEKLIK A，MUSIAŁ J，UNDAS A,et al. Aspirin resistance[J]. J Thromb Haemost,2005,3:1655－62.

[50] 陈永昕,刘婉卿,周青,等.褪黑素延缓糖尿病大鼠肾脏细胞衰老的机制研究[J].安徽医科大学学报,2021,56(7):1032-1036,1041.

[51] 黄牧华,魏颖,董竞成.中国传统医学延缓衰老的研究进展[J].中华中医药杂志,2019,34(10):4735-4739

[52] 单思,严小军,刘红宁.衰老病机研究进展[J].新中医,2020,52(7):12-15.

[53] 谭子虎.中药延缓衰老的基础与临床研究[A].中国中西医结合学会第八届虚证与老年医学专业委员会.中国中西医结合学会第八届虚证与老年医学专业委员会、中国老年学和老年医学学会中西医结合分会、江苏省中医药学会老年医学专业委员会 2019 年学术年会论文集[C].中国中西医结合学会第八届虚证与老年医学专业委员会:中国中西医结合学会.2019:3

[54] 王顺鹏,韩翰.人参多糖抗氧化延缓衰老作用研究进展[J].辽宁:沈阳医学院学报,2020,22(1):87-89.

[55] 郭榕.AQP7 介导的人参皂苷 Rb1 改善肥胖的作用及其机制研究[D].福州:福建医科大学,2018.

[56] 张萌,李潭,林韬,等.姜黄素抗衰老作用及分子机制研究新进展[J].中国医药导报,2020,17(28):40-43.

[57] 周江韬,许磊,陈燕燕,等.红景天属植物的化学成分[J].中国药学杂志,2014,49(7):433-445.

[58] 冷恩念.杜仲叶和栀子提取物对 HFD 肥胖大鼠脂质代谢的调控和肠道菌群的影响[D].遵义:遵义医科大学,2019.

[59] 张静静,刘暄,潘佳慧,等.褐变黑枸杞抗氧化作用的研究[J].中国食品添加剂,2020,31(5):18-25.

[60] 梁诗瑶,刘倩倩,黄胜,等.六味地黄丸药渣中 4 种活性成分含量测定及抗氧化活性研究[J].湖南中医药大学学报,2021,41(5):707-713.

[61] 周玉,赵燕,马晖.中医药抗衰老作用机制研究进展[J].亚太传统医药,2016,12(17):50-52.

第十一章　肥胖与癌症

第一节　疾病简介与流行病学

一、疾病简介

癌症是一类不受控制的细胞生长和增殖失调的疾病,其发病率和病死率在世界范围内迅速增长,成为全球非传染性疾病死亡的第二大主要原因,仅次于心血管疾病[1]。癌症是一大类恶性肿瘤的统称,其具有细胞分化和增殖异常、生长失去控制、浸润性和转移性等生物学特征[2]。癌细胞的特点是无限制、无止境地增生,使患者体内的营养物质被大量消耗,且释放出多种毒素,使人体产生一系列症状,导致人体消瘦、无力、贫血、食欲不振、发热以及严重的脏器功能受损等[3]。

二、流行病学

据国际癌症研究机构报告,2012年全球发生了1 410万例新癌症病例,并且有820万例死亡,到2030年,预计会发生2 170万例癌症和1 300万例死亡[4]。有研究报道了各种因素对癌症发生的影响,结果显示,居于前三位的因素包括烟草、不健康饮食和超重/肥胖[5],这表明肥胖与癌症有密切关联,如甲状腺癌、食管癌、肝癌、胆囊癌、结肠癌、肾癌、非霍奇金淋巴瘤和多发性骨髓瘤的风险和病死率与肥胖尤其相关[6]。据报道,全世界约3.6%的新癌症病例可归因于过度肥胖,在50岁的超重男性和女性中,超重可能分别占癌症死亡的14%和20%,在病态肥胖($\geqslant$40 kg/m²)男性和女性中,可能分别占癌症病死率的52%和62%[7]。

第二节　发病机制

癌症病因非常复杂,与吸烟、感染、职业暴露、环境污染、不合理膳食、遗传因素密切相关[5]。在这里主要介绍可归因于肥胖的癌症发病机制。尽管目前肥胖导致癌症的发生或加速癌症的发展进程机制尚在研究当中，并有待进一步成熟，但肥胖是多种癌症的危险因素，并与预后恶化有关。

一、内分泌环境的影响

肥胖症和 2 型糖尿病的内分泌环境改变，促进了癌症的发生和（或）扩散行为。胰岛素、胰岛素样生长因子（insulin growth factor，IGF）、脂肪因子（如瘦素和脂联素）和炎性细胞因子等是这些促肿瘤效应的介质。同时也有研究表明，激素也与肥胖导致癌症密切相关[8]。

1.胰岛素和胰岛素样生长因子信号转导

胰岛素和 IGF-1 在葡萄糖代谢以及细胞增殖、细胞死亡和血管生成中具有重要的生理作用。当能量摄入长期大于能量消耗时，胰岛素水平就会上升，可导致胰岛素靶组织中的胰岛素抵抗。胰岛素抵抗是指骨骼肌、肝脏和脂肪组织对胰岛素的反应降低，即胰岛素介导的血糖摄取减少，肌肉细胞和脂肪细胞对游离脂肪酸（FFA）的利用减少，糖原的合成和储存减少，以及肝脏的糖异生抑制减少，这是导致高血糖的重要原因。长期升高的胰岛素水平可能通过有丝分裂效应，抑制细胞凋亡和促进细胞增殖。同时，血糖水平持续升高，胰岛素分泌增加，通常会导致高胰岛素血症。高胰岛素血症一方面通过增加肝脏 IGF-1 的合成，另一方面降低肝脏结合蛋白（IGFBP-1、IGFBP-2 和 IGFBP-3）的产生，从而提高游离 IGF-1 通过抗凋亡特性发挥有丝分裂效应的作用，这可能会促进肿瘤发生。此外，长时间的高胰岛素血症还会降低可利用的性激素结合球蛋白（SHBG），并增加循环雌激素和雄激素，这可能进一步促进肿瘤发生。在肥胖的背景下，全身胰岛素和 IGF-1 水平升高。这些激素既通过刺激肿瘤细胞上的受体发挥局部作用，又通过改变整体新陈代谢起作用[9-12]。

2.脂肪因子和细胞因子

白色脂肪组织（white adipose tissue，WAT）是一种代谢器官，能够将营养物质储存为脂质，主要由脂肪细胞组成。成熟的脂肪细胞主要分泌抗分裂激素，以及少量促血管生成素，脂联素和促有丝分裂的瘦素。

在脂肪组织扩张过程中，前脂肪细胞的分化受到损害，缺氧会激活缺氧诱导因子-1（hypoxia-inducible factor-1，HIF-1），HIF-1 充当分子氧传感器直接上调瘦素和血管内皮生长因子（VEGF）的表达并抑制脂联素的表达。其中 VEGF 能够促进血管生成。瘦素：脂联素比例的改变可促进吞噬细胞浸润脂肪细胞。脂肪细胞可释放 FFA，该 FFA 与巨噬细胞和脂肪细胞上的 Toll 样受体 4（TLR4）结合以激活核因子 κB（NF-κB），并上调炎性细胞因子的分泌，包括肿瘤坏死因子 α（TNF-α）、白介素 6（IL-6）、白介素 8（IL-8）、转化生长因子 β（transforming growth factorβ，TGF-β）、趋化因子配体 5（chemokine ligand 5，CCL5）和趋化因子配体 2（chemokine ligand 2，CCL2）分泌增加。这些细胞因子又可促进脂肪分解和 FFA 释放，进一步激活 NF-κB 途径，从而促进胰岛素抵抗的发生，同时增加芳香化酶的表达和雌激素的合成。此外，还在肥胖者的脂肪组织中建立了慢性炎症环境[8-9]。

脂联素是由脂肪细胞释放的凋亡诱导型脂肪因子，高浓度的脂联素被认为在癌症的发展中起到保护作用，或直接通过抑制细胞生长和诱导细胞凋亡，或间接通过改善胰岛素敏感性和减轻炎症[9]。烟酰胺磷酸核糖基转移酶可以分泌内脂素，血清内脂素水平与内脏肥胖症呈正相关，且循环中内脂素水平升高与多种癌症的进展有关[15-16]。如高血清内脂素水平与结直肠癌患者的炎症、淋巴结转移和贫血呈正相关[6]。网膜素-1 是一种由内脏脂肪产生的抗炎脂肪因子，其在体外还可以诱导肝癌细胞凋亡，并增强肿瘤抑制因子 p53 的稳定性[6]。TNF-α、IL-1β 和 IL-6 等虽然在脂肪组织中表达，但这些细胞因子主要由脂肪组织中免疫细胞分泌，它们会刺激肝脏分泌急性时相蛋白，增加 C 反应蛋白（CRP）和血清淀粉样蛋白 A 的产生，并可能促进肿瘤的发生。此外，炎性细胞因子与胰岛素抵抗、炎性肿瘤微环境的改变有关。它们能通过激活前脂肪细胞产生瘦素和上调 VEGF 刺激血管生成[6,9]。NF-κB 蛋白是先天性和适应性免疫反应的关键调控因子，可加速细胞增殖，抑制细胞凋亡，促进细胞迁移和侵袭，并刺激血管生成和转移。而 TNF-α 和 IL-6 作为 NF-κB 作用的介导物，是研究最深入的两种致瘤细胞因子，在许多不同的癌症中均有表达[17,20]。IL-6 是第一个将炎症和肿瘤发生联系起来的 NF-κB 靶点，能够促进 NF-κB 通路的激活和肿瘤的发生。IL-6 还可以和 TNF-α 一起激活 STAT3，STAT3 是一种参与癌症进展的癌基因。肥胖与促炎细胞因子的产生有关，但它们在肥胖导致癌症进展中的具体作用尚未完全阐明[13,18]。

二、炎症

癌症通常起源于局部的慢性炎症部位[9]，肥胖相关的炎症首先是由营养过剩引起的，且主要发生在白色脂肪组织中，营养过剩导致代谢信号传导途径的活化，包括 c-Jun 氨基末端激酶（JNK），NF-κB 和蛋白激酶 R。这些途径的激活导致炎性细胞因子的诱导和低度的炎症反应[8-9]。当脂肪组织膨胀时，它会变得缺氧，导致脂肪细胞应激和死亡。同时，脂肪细胞濒死一方面增加细胞因子量，另一方面刺激脂肪组织内巨噬细胞增殖。巨噬细胞以被称为冠状结构的构型在死亡或垂死的脂肪细胞周围形成一个包膜,并参与该脂肪细胞的吞噬作用,变成脂质负载,形成泡沫细胞。从捕获的脂肪细胞和其他来源释放的 FFA 可以激活巨噬细胞质膜上的 TLR4 并与之结合,导致炎性细胞因子基因通过 NF-κB 表达增加[6,9,19-20]。各种应激因素,如缺氧、腺苷三磷酸(ATP)耗竭和病毒感染,都可能干扰内质网稳态,最终导致错误折叠或未折叠蛋白质的积累,从而产生称为内质网应激的状态[21]。FFA 介导的活性氧会增加内质网中未折叠的蛋白质,引发内质网应激进而导致适应性的未折叠蛋白质反应,如果此蛋白质反应不足以减轻内质网压力,则细胞会发生凋亡,从而引发炎症反应[20]。除了通过 FFA 激活外,微生物组还通过脂多糖来刺激 TLR4。脂多糖是革兰氏阴性菌细胞壁的一种成分,可以激活先天免疫应答,导致炎症和胰岛素抵抗[19,20]。与肥胖症相似,肿瘤在周围的基质中也具有纤维化的特征,通常被称为纤维增生。细胞外基质的密度和刚度的变化能够通过 X 线检测,并将检测的结果作为肿瘤的发展进程。肥胖相关的白色脂肪组织炎症与细胞外基质中促进肿瘤生长的机械变化相关[20,22]。

三、外泌体

大多数细胞都会分泌外泌体,即含有蛋白质和(或)核酸的纳米囊泡。脂肪组织会分泌能与癌细胞相互作用的外泌体。脂肪外泌体含有与脂肪酸氧化相关的蛋白质,这些蛋白质可以移动到附近的黑色素瘤细胞中,并重新编程 FAO 对癌细胞的新陈代谢。也有证据表明,微 RNA(miRNA)存在于外泌体中,可以调节远距离组织中的基因表达,这表明来自脂肪组织的外泌体可能改变远处肿瘤细胞的基因表达[9]。

四、性激素

肥胖症与内源性类固醇激素(包括雌激素、孕酮和雄激素)的高形成有关,尤其是在绝经后的女性。绝经后雌激素的生物合成主要通过芳香酶将肾上腺雄激素转化为雌激素,并在脂肪组织中进一步转化。NF-κB 途径被激活,细胞因子上调,这些过程均导致脂肪细胞中芳香酶(即雌激素生物合成的限速酶)表达活性增强。同时有证据表明,高雌二醇不仅可能导致更多细胞增殖和减少细胞凋亡,而且还通过上调子宫内膜组织中 IGF-1 的合成而发挥促癌作用。此外,肥胖相关的高胰岛素血症和随之而来的 IGF-1 的高生物活性减少了肝脏 SHBG 的分泌。SHBG 能够通过与雌激素结合,进而降低游离雌激素的生物利用度,而降低某些激素敏感性癌症的风险。而雄激素主要在男性中产生,也与肿瘤的发生有关。在男性前列腺中,雄激素和雄激素受体调节细胞的生长和死亡速度,并与前列腺癌的发展密切相关。也有证据表明雄激素信号通路还能影响乳腺癌的发生[6,9,19-20,24]。

五、新兴假设

活性氧(ROS)可能导致染色体异常、DNA损伤和肿瘤抑制基因突变。急性运动似乎促进了氧化压力和促进氧化的环境,但随着体力活动的重复,对这种压力的适应就会发生,最终抗氧化防御系统就会建立起来。相应地,肥胖者表现出较低的抗氧化剂水平和较高的氧化应激水平,这也可能降低胰岛素敏感性并导致胰岛素抵抗[23]。

肥胖引起癌症的可能机制参见图11-1。

第三节　诊　断

根据肿瘤发生的不同部位和性质,对患者的临床表现和体征进行综合分析,结合细胞病理学、影像学和实验室检查,通常能做出明确诊断[25]。以上症状都有可能由其他疾病引起,癌症不一定是产生这些症状的主因,确切原因仍需要鉴别诊断。

用于肿瘤诊断的方法有很多,包括内镜、影像学、生化、肿瘤标志物、细胞学、病理学、免疫组织化学等。其中组织病理学检查主要借助光学显微镜和其他组织化学与电子影像技术,是目前肿瘤定性诊断标准方法,也是确诊癌症的最可靠方法[26]。

第四节　临床用药与防治

恶性肿瘤有很多种,其性质类型各异,对各种治疗的反应也不同,因此大部分患者需要进行综合治疗,提高治愈率,改善患者生活质量[27]。

(一)生活方式干预

癌症预防划分成一级、二级和三级预防领域。一级预防是减少或消除可能致癌因素,防止癌症发生。二级预防是指癌症一旦发生,尽量在早期阶段发现并予以及时治疗。三级预防是治疗后康复,防止病情恶化,减轻患者痛苦,提高生存质量,延长生命[28-29]。

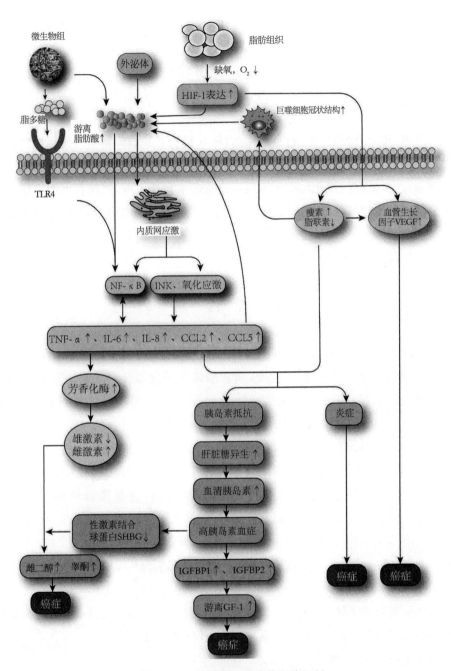

图 11 - 1　肥胖引起癌症的可能机制

　　虽然目前还没有研究证明改变能量平衡因素(包括减肥、体力活动或改变饮食)会影响癌症预后,但有目的地改变与能量平衡相关的行为,可以改善心血管和代谢危险因素（如高血压、空腹血糖受损、内脏肥胖），并改善患者身体功能和总体生活质量[30]。

热量限制和体育锻炼，是减少脂肪组织和纠正代谢异常的有效干预措施，可降低罹患某些癌症的风险。此外，有规律的体育活动被认为能减轻炎症反应和降低女性体内的雌二醇浓度，二者均与癌症有关[30-31]。

（二）手术治疗

恶性肿瘤有很多种，其性质类型各异、可针对性地采用手术治疗。另外，进行减肥手术的患者发生子宫内膜癌的风险降低较为明显，约为60%。此外，研究人员通过系统审查发现减肥手术似乎可以减少子宫内膜癌的风险。但是，这还需要更多的研究[32-33]。

（三）药物治疗

抗癌药物的作用原理通常是借由干扰细胞分裂的机制来抑制癌细胞的生长[34]。化学疗法常常同时使用2种或2种以上的药物，称为综合化学疗法[35-36]。对于肥胖相关性癌症，除了采用常规化学治疗药物外，可试用一些既对肥胖又效，又可改善癌症症状的药物。

二甲双胍可改善血糖控制和胰岛素抵抗，是治疗2型糖尿病的安全有效药物[6]。该药对胰岛素具有依赖作用的肿瘤，如乳腺癌、前列腺癌等，既可调节新陈代谢，又无细胞毒性作用，还可调节肿瘤微环境和免疫力[37-38]。体外证据表明二甲双胍能直接抑制癌细胞生长并诱导癌细胞凋亡[38]。

噻唑烷二酮类药物（TZD）药物是一类作为过氧化物酶体增殖激活物受体 γ（PPARγ）激动剂药物，过去已被用于治疗T2DM，分析表明，TZD的使用能够降低糖尿病患者患肺癌和乳腺癌风险[6,38]。他汀类药物是治疗高胆固醇血症最常见的药物。有证据表明，癌症患者服用他汀类药物可以提高生存率[6]。阿司匹林和布洛芬可以降低结直肠癌的风险[39]。小檗碱具有抗感染、抗糖尿病、抗菌、降血脂和抗肿瘤等作用[40]。

参考文献

[1] GBD 2015 Mortality and Causes of Death Collaborators. Global，regional，and national life expectancy，all-cause mortality，and cause-specific mortality for 249 causes of death，1980 - 2015：a systematic analysis for the Global Burden of Disease Study 2015[J]. Lancet，2016，388(10053)：1459 - 1544.

[2] HANAHAN D，WEINBERG R A. Hallmarks of cancer：the next generation[J]. Cell,2011,144(5):646－674.

[3] 张方圆,沈傲梅,马婷婷,等.中国癌症症状管理实践指南计划书[J].护理研究, 2018,32(1):8－12.

[4] KIM C，KIM B. Anti-cancer natural products and their bioactive compounds inducing ER stress-mediated apoptosis：a review[J]. Nutrients,2018,10 (8):1021.

[5] SCHÜZ J，ESPINA C，WILD C P. Primary prevention：a need for concerted action[J]. Mol Oncol,2019,13(3):567－578.

[6] ACKERMAN S E，BLACKBURN O A，MARCHILDON F,et al. Insights into the link between obesity and cancer[J]. Curr Obes Rep,2017,6(2): 195－203.

[7] DENG T，LYON C J，BERGIN S,et al. Obesity，inflammation，and cancer [J]. Annu Rev Pathol,2016,11:421－449.

[8] KLIL-DRORI A J，AZOULAY L，POLLAK M N. Cancer，obesity， diabetes，and antidiabetic drugs：is the fog clearing[J]? Nat Rev Clin Oncol,2017,14(2):85－99.

[9] NIMPTSCH K，PISCHON T. Obesity biomarkers，metabolism and risk of cancer：An epidemiological perspective[J]. Recent Results Cancer Res, 2016,208:199－217.

[10] CHATTERJEE S,KHUNTI K,DAVIES M J. Type 2 diabetes[J].Lancet, 2017, 389(10085): 2239－2251.

[11] SANCHEZ-LOPEZ E，FLASHNER-ABRAMSON E，SHALAPOUR S,et al. Targeting colorectal cancer via its microenvironment by inhibiting IGF-1 receptor-insulin receptor substrate and STAT3 signaling [J]. Oncogene,2016,35(20):2634－2644.

[12] APOSTOLOPOULOS V，DE COURTEN M P，STOJANOVSKA L,et al. The complex immunological and inflammatory network of adipose tissue in obesity[J]. Mol Nutr Food Res,2016,60(1):43－57.

[13] FRIEDENREICH C M，RYDER-BURBIDGE C，MCNEIL J. Physical activity，obesity and sedentary behavior in cancer etiology：epidemiologic evidence and biologic mechanisms[J]. Mol Oncol,2021,15(3):790－800.

[14] BOOTH A, MAGNUSON A, FOUTS J,et al. Adipose tissue, obesity and adipokines: role in cancer promotion[J]. Horm Mol Biol Clin Investig, 2015,21(1):57 - 74.

[15] GROLLA A A, TRAVELLI C, GENAZZANI A A,et al. Extracellular nicotinamide phosphoribosyltransferase, a new cancer metabokine[J]. Br J Pharmacol,2016,173(14):2182 - 2194.

[16] CABIA B, ANDRADE S, CARREIRA M C,et al. A role for novel adipose tissue-secreted factors in obesity-related carcinogenesis[J]. Obes Rev,2016,17(4):361 - 376.

[17] TANIGUCHI K, KARIN M. NF-κB, inflammation, immunity and cancer: coming of age[J]. Nat Rev Immunol,2018,18(5):309 - 324.

[18] PICON-RUIZ M, MORATA-TARIFA C, VALLE-GOFFIN J J, et al. Obesity and adverse breast cancer risk and outcome: Mechanistic insights and strategies for intervention[J]. CA Cancer J Clin, 2017,67(5):378 - 397.

[19] KOLB R, SUTTERWALA F S, Zhang W. Obesity and cancer: inflammation bridges the two[J]. Curr Opin Pharmacol,2016,29:77 - 89.

[20] IYENGAR N M, GUCALP A, DANNENBERG A J,et al. Obesity and cancer mechanisms: tumor microenvironment and inflammation[J]. Clin Oncol,2016,34(35):4270 - 4276.

[21] LIMONTA P, MORETTI R M, MARZAGALLI M, et al. Role of endoplasmic reticulum stress in the anticancer activity of natural compounds[J]. Int Mol Sci,2019,20(4):961.

[22] SEO B R, BHARDWAJ P, CHOI S,et al. Obesity-dependent changes in interstitial ECM mechanics promote breast tumorigenesis[J]. Sci Transl Med,2015,7(301):301ra130.

[23] FRIEDENREICH C M, RYDER-BURBIDGE C, MCNEIL J. Physical activity, obesity and sedentary behavior in cancer etiology: epidemiologic evidence and biologic mechanisms[J]. Mol Oncol,2021,15(3):790 - 800.

[24] PASQUALI R, ORIOLO C. Obesity and androgens in women[J]. Front Horm Res,2019,53:120 - 134.

[25] SEOW H, BARBERA L, SUTRADHAR R, et al. Trajectory of

performance status and symptom scores for patients with cancer during the last six months of life[J]. J Clin Oncol,2011,29(9):1151-1158.

[26] 郑钰山,姜志国.组织病理图像检索及其癌症辅助诊断方法概述[J].中国体视学与图像分析,2019,24(4):287-297.

[27] RAOUL J L. Natural history of hepatocellular carcinoma and current treatment options[J]. Semin Nucl Med,2008,38(2):S13-18.

[28] WILD C P, ESPINA C, BAULD L, et al. Cancer prevention europe[J]. Mol Oncol,2019,13(3):528-534.

[29] KOLAK A, KAMI'SKA M, SYGIT K, et al. Primary and secondary prevention of breast cancer[J]. Ann Agric Environ Med,2017,24(4):549-553.

[30] KERR J, ANDERSON C, LIPPMAN S M. Physical activity, sedentary behaviour, diet, and cancer: an update and emerging new evidence[J]. Lancet Oncol,2017,18(8):457-471.

[31] BROWN J C, MEYERHARDT J A. Obesity and energy balance in GI cancer[J]. Clin Oncol,2016,34(35):4217-4224.

[32] ONSTAD M A, SCHMANDT R E, LU K H. Addressing the role of obesity in endometrial cancer risk, prevention, and treatment[J]. Clin Oncol,2016,34(35):4225-4230.

[33] WINDER A A, KULARATNA M, MACCORMICK A D. Does bariatric surgery affect the incidence of endometrial cancer development? a systematic review[J]. Obes Surg,2018,28(5):1433-1440.

[34] 李海燕.铂类抗癌药物作用靶点及耐药机制的研究进展[J].天津药学,2018,30(5):62-66.

[35] 朱婉琳,张九堂.鼻咽癌放化疗综合治疗研究进展[J].中国医疗前沿,2013,8(13):25-27.

[36] 吴剑,刘卓星.局部晚期食管癌化疗同步调强放疗的疗效观察[J].临床医学工程,2015,22(12):1638-1639.

[37] SANEGRE S, LUCANTONI F, BURGOS-PANADERO R, et al. Integrating the tumor microenvironment into cancer therapy[J]. Cancers (Basel),2020,12(6):1677.

[38] QASEEM A, BARRY MJ, HUMPHREY LL, et al. Clinical guidelines

committee of the American College of Physicians. Oral pharmacologic treatment of type 2 diabetes mellitus: A clinical practice guideline update from the american college of physicians[J]. Ann Intern Med, 2017, 166 (4): 279 - 290.

[39] HUA X, PHIPPS A I, BURNETT-HARTMAN A N, et al. Timing of aspirin and other nonsteroidal anti-inflammatory drug use among patients with colorectal cancer in relation to tumor markers and survival[J]. J Clin Oncol, 2017, 35(24): 2806 - 2813.

[40] SAMADI P, SARVARIAN P, GHOLIPOUR E, et al. Berberine: a novel therapeutic strategy for cancer[J]. IUBMB Life, 2020, 72(10): 2065 - 2079.

第十二章 其他肥胖相关性疾病

第一节 阻塞性睡眠呼吸暂停综合征

一、疾病简介与流行病学

阻塞性睡眠呼吸暂停（obstructive sleep apnea，OSA）指的是睡眠状态依赖性的上气道塌陷，导致周期性的通气减少或停止，随之而来的是缺氧、高碳酸血症和睡眠唤醒。阻塞性睡眠呼吸暂停综合征（obstructive sleep apnea syndrome，OSAS）在国内的患病率为 3%～7%[1-5]。

OSA 是一种诊断不足的疾病，其特征是上呼吸道阻塞反复发作，导致睡眠过程中的睡眠呼吸暂停和间歇性缺氧。肥胖者易患阻塞性睡眠呼吸暂停，且由于肥胖人数的持续增加，阻塞性睡眠呼吸暂停在世界范围内的流行病学也在增加。研究表明，肥胖的阻塞性睡眠呼吸暂停患者与不患有阻塞性睡眠呼吸暂停的肥胖者相比，其交感神经激活、全身性炎症和内皮功能障碍等心血管风险的代表标志物显著增加，这表明阻塞性睡眠呼吸暂停并非肥胖的简单现象。此外，动物模型和阻塞性睡眠呼吸暂停患者的研究结果表明，间歇性缺氧会加剧肥胖症的代谢功能障碍，增加胰岛素抵抗和非酒精性脂肪肝疾病。在患有代谢综合征的人群中，中度至重度阻塞性睡眠呼吸暂停的患病率非常高（约 60%）。同时，阻塞性睡眠呼吸暂停能够加剧肥胖和代谢综合征所致的心脏代谢风险，而阻塞性睡眠呼吸暂停的识别和治疗能够帮助降低肥胖患者的心血管风险[6-7]。

二、发病机制

阻塞性睡眠呼吸暂停与许多因素相关，其中就包含年龄、性别、肥胖、颈围、解剖构造异常、内分泌疾病、细胞因子紊乱和氧化应激等。

肥胖是阻塞性睡眠呼吸暂停最重要的危险因素。舌头和咽部增加的脂肪组织大大减小了上气道的尺寸,使气道更容易在睡眠时塌陷。肥胖患者内脏脂肪的积累是阻塞性睡眠呼吸暂停综合征的关键风险因素,脂肪在身体上部的积累,特别是颈部,更有可能诱导阻塞性睡眠呼吸暂停综合征的发生[1-5,8-10]。腹部脂肪量的增加,可能会降低气管的纵向牵引力和咽壁张力,这更加容易使得气道变窄。此外,肥胖相关的瘦素抵抗可能会损害稳定呼吸所必需神经之间的相互作用,从而促进阻塞性睡眠呼吸暂停综合征的发生[11-17]。

三、诊断

（一）临床表现

呼吸暂停通气率低的患者可能会感到乏困,阻塞性呼吸暂停患者通常首先出现习惯性气道狭窄,睡眠中呼吸暂停可能导致高碳酸血症。呼吸暂停通气率低导致二氧化碳（CO_2）积累,触发的反射性血管舒张可引起头痛。

（二）诊断方法

1. Epworth 嗜睡量表

嗜睡可使用 Epworth 嗜睡量表进行评估。

2. 临床预测指标

临床预测指标包括高血压、习惯性打呼和呼吸暂停等。

3. 多导睡眠图检查

多导睡眠图检查后通常进行持续气道正压（continuous positive airway pressure，CPAP）滴定测试,主要用于家庭设置的便携式监视器可能会提供有用的临床信息,如气流（由鼻压）和氧饱和度（通过血氧饱和度测定）。

鉴别诊断除肥胖外,其他临床情况也可能增加上呼吸道阻力,如鼻塞、扁桃体或小管肥大、甲状腺功能减退、肢端肥大症和其他颅面畸形[18]。

四、临床用药与防治

考虑到许多阻塞性睡眠呼吸暂停综合征患者患有肥胖,减肥是一种好的治疗方式,可通过应用减肥药物、控制饮食、加强活动等方式减轻体重,常可取得良好效果。减肥手术也是一种经常使用的治疗方法[18]。另外,可采用其他手术治疗方式,以去除致病因素,如因鼻息肉、鼻中隔偏曲者,应需要摘除鼻息肉,矫正鼻中隔。

中医认为,阻塞性睡眠呼吸暂停综合征患者体质分布规律以气虚质或痰湿质为主,常发于中老年男性患者,这与阻塞性睡眠呼吸暂停综合征主要病机脾气虚弱、津液输布失常、聚湿成痰而发病高度契合[19]。例如,消鼾利气方能治疗痰湿阻滞型阻塞性睡眠呼吸暂停综合征,缓解患者临床症状,改善通气功能[20]。

参考文献

［1］ LI M,LI X,LU Y. Obstructive sleep apnea syndrome and metabolic diseases ［J］. Endocrinology,2018,159(7):2670 - 2675.

［2］ LACEDONIA D, NIGRO E, MATERA M G, et al. Evaluation of adiponectin profile in Italian patients affected by obstructive sleep apnea syndrome［J］. Pulm Pharmacol Ther, 2016,40:104 - 108.

［3］ CHEN D D, HUANG J F, LIN Q C, et al. Relationship between serum adiponectin and bone mineral density in male patients with obstructive sleep apnea syndrome［J］. Sleep Breath, 2017,21(2):557 - 564.

［4］ GREENHILL C. Epigenetics: obesity-induced hypermethylation of adiponectin gene［J］. Nat Rev Endocrinol, 2015,11(9):504.

［5］ GREENHILL C. Obesity: adiponectin receptor agonists-possible therapeutic approach［J］. Nat Rev Endocrinol, 2014,10(1):4.

［6］ FLEGAL K M, CARROLL M D, KIT B K, et al. Prevalence of obesity and trends in the distribution of body mass index among US adults, 1999—2010 ［J］. JAMA, 2012,307(5):491 - 497.

［7］ TUOMILEHTO H, SEPPÄ J, UUSITUPA M. Obesity and obstructive sleep apnea-clinical significance of weight loss［J］. Sleep Med Rev, 2013,17(5): 321 - 329.

［8］ NETZER N, GATTERER H, FAULHABER M, et al.Hypoxia, oxidative stress and fat［J］. Biomolecules, 2015,5(2):1143 - 1150.

［9］ DE SANTIS S, CAMBI J, TATTI P, et al. Changes in ghrelin, leptin and pro-inflammatory cytokines after therapy in obstructive sleep apnea syndrome (OSAS) patients［J］. Otolaryngol Pol, 2015,69(2):1 - 8.

［10］ CUI H, L ÓPEZ M, RAHMOUNI K. The cellular and molecular bases of leptin and ghrelin resistance in obesity［J］. Nat Rev Endocrinol, 2017,13 (6):338 - 351.

［11］ SCHWAB R J, PASIRSTEIN M, PIERSON R, et al. Identification of upper airway anatomic risk factors for obstructive sleep apnea with volumetric magnetic resonance imaging［J］. Am Respir Crit Care Med,

2003,168:522 - 530.

[12] HORNER R L，SHEA S A，MCIVOR J,et al.Pharyngeal size and shape during wakefulness and sleep in patients with obstructive sleep apnoea[J]. Med，1989,72:719 - 735.

[13] SHELTON K E，WOODSON H，GAY S，et al. Pharyngeal fat in obstructive sleep apnea[J]. Am Rev Respir Dis，1993,148:462 - 466.

[14] STAUFFER J L，BUICK M K，BIXLER E O，et al. Morphology of the uvula in obstructive sleep apnea[J]. Am Rev Respir Dis，1989,140:724 - 728.

[15] ISONO S. Obesity and obstructive sleep apnoea：mechanisms for increased collapsibility of the passive pharyngeal airway[J]. Respirology，2012,17: 32 - 42.

[16] POLOTSKY M，ELSAYED-AHMED A S，PICHARD L，et al. Effects of leptin and obesity on the upper airway function[J]. Appl Physiol，2012, 112:1637 - 1643.

[17] TRAYHURN P. Hypoxia and adipocyte physiology：implications for adipose tissue dysfunction in obesity[J]. Annu Rev Nutr，2014,34(1): 207 - 236.

[18] DE SOUSA A G，CERCATO C，MANCINI M C,et al. Obesity and obstructive sleep apnea-hypopnea syndrome[J]. Obes Rev，2008,9(4): 340 - 354.

[19] 孙英,李宁,范爱欣,等.阻塞性睡眠呼吸暂停综合征中医体质分布规律初探 [J].时珍国医国药,2020,31(11):2691 - 2693.

[20] 王震,孙理军,冯盟盟,等.消鼾利气方对阻塞性睡眠呼吸暂停低通气综合征痰湿阻滞型患者血浆纤维蛋白原、炎症因子、C反应蛋白及氧化应激的影响[J].河北中医,2020,42(6):842 - 847.

第二节 骨关节炎

一、疾病简介与流行病学

骨关节炎(osteoarthritis,OA)是一种严重影响患者生活质量的关节退行性疾病,伴有不同程度的关节痛的临床综合征。在病理上,它的特点是局部丢失软骨,邻近骨骼重塑并伴随着炎症[1-2]。膝盖是受影响最频繁的关节,且女性比男性受影响更普遍(女性全球患病率为 4.8%,男性为 2.8%)[1-8]。骨关节炎是一种非常常见的疾病,且是导致慢性疼痛的主要原因。同时它是导致全球残疾的主要因素之一,研究表明,肥胖与骨关节炎并存[9]。

二、发病机制

肥胖是最主要的危险因素之一,肥胖使体重过重,增大关节负荷,对承重关节造成影响。步态分析表明,减肥可以减轻整个膝关节的负担。同样,肥胖相关性代谢综合征也有极大可能会增加患膝盖骨关节炎的风险[10]。肥胖不仅增加了胫股软骨的机械应力,而且导致非负重部分的骨关节炎患病率更高。在骨关节炎患者的滑液、滑膜间隙、软骨下骨和软骨中发现了肿瘤坏死因子、白介素 1(IL-1)和白介素 6(IL-6)的水平升高,证实了它们在骨关节炎发病进程中可能起了重要作用。肿瘤坏死因子、IL-6 和 IL-1 是脂肪直接调节软骨的因子。另外,IL-1、肿瘤坏死因子和白 IL-6 可通过调节脂联素和瘦素从脂肪细胞的释放,而间接引起骨关节炎[11-14]。

三、诊断

骨关节炎的诊断主要依据患者病史、症状、体征和 X 线检查;必要时可做关节滑液检查。鉴别诊断时手和膝骨关节炎应与类风湿关节炎、银屑病关节炎和假性痛风鉴别;脊柱骨关节炎要和脊柱关节炎鉴别;髋骨关节炎应与股骨头无菌性坏死和髋关节结合鉴别[15]。

四、临床用药与防治

(一)药物治疗

肥胖是骨关节炎最主要的危险因素之一,减肥可以减轻整个膝关节的负担。此外,应根据骨关节炎患者病变的部位及病变程度,内外结合,进行个体化、阶梯化的药物治疗。非甾体类抗炎药是骨关节炎患者缓解疼痛、改善关节功能最常用的药物,包括局部外用药物和全身应用药物[9-10]。

中医认为,中老年人体质虚弱,风、寒、湿三邪留滞于经络、关节,中药内服治疗可达到扶正、驱邪的目的。现代研究表明,独活续断汤可通过降低膝关节液中基质细胞衍生因子-1 和基质金属蛋白酶 3 等水平,抑制炎症反应,缓解症状[11,16]。

（二）手术治疗

骨关节炎的外科手术治疗包括关节软骨修复术、关节镜下清理手术、截骨术、关节融合术及人工关节置换术，适用于非手术治疗无效、影响正常生活的患者[5-7]。

参考文献

[1] NATIONAL CLINICAL GUIDELINE CENTRE（UK）. Osteoarthritis：Care and management in adults[J]. London：National Institute for Health and Care Excellence（UK），2014.

[2] BEN-SHLOMO Y，BLOM A，BOULTON C，et al. The national joint registry 17th annual report 2020[J]. London：National Joint Registry，2020.

[3] DE MELO LRS，HUNTER D，FORTINGTON L，et al. National osteoarthritis strategy brief report：Prevention of osteoarthritis[J]. Aust J Gen Pract，2020,49(5):272 – 275.

[4] CROSS M，SMITH E，HOY D，et al. The global burden of hip and knee osteoarthritis：estimates from the global burden of disease 2010 study[J]. Ann Rheum Dis，2014,73(7):1323 – 1330.

[5] INACIO MC，KRITZ-SILVERSTEIN D，RAMAN R，et al. The impact of pre-operative weight loss on incidence of surgical site infection and readmission rates after total joint arthroplasty[J]. Arthroplasty，2014,29(3):458 – 464.

[6] APOLD H，MEYER H E，NORDSLETTEN L，et al.Weight gain and the risk of knee replacement due to primary osteoarthritis：a population based，prospective cohort study of 225,908 individuals [J]. Osteoarthritis Cartilage，2014,22(5):652 – 658.

[7] MARADIT KREMERS H，VISSCHER S L，KREMERS W K，et al. Obesity increases length of stay and direct medical costs in total hip arthroplasty[J]. Clin Orthop Relat Res，2014,472(4):1232 – 1239.

[8] RODRIGUEZ-MERCHAN E C. The Influence of obesity on the outcome of tkr：can the impact of obesity be justified from the viewpoint of the overall health care system[J]? HSS J，2014,10(2):167 – 170.

[9] URBAN H，LITTLE C B. The role of fat and inflammation in the pathogenesis and management of osteoarthritis [J]. Rheumatology

(Oxford)，2018,57(4):10－21.

[10] KULKARNI K，KARSSIENS T，KUMAR V，et al. Obesity and osteoarthritis[J]. Maturitas，2016,89:22－28.

[11] 朱立国,周帅琪,魏戍,等.中药治疗膝骨关节炎的临床研究进展[J].医学综述,2021,27(5):973－977.

[12] WANG T，HE C. Pro-inflammatory cytokines：The link between obesity and osteoarthritis[J]. Cytokine Growth Factor Rev，2018,44:38－50.

[13] FANG H，JUDD R L. Adiponectin regulation and function[J]. Compr Physiol，2018,8(3):1031－1063.

[14] STRANG A C，BISOENDIAL R J，KOOTTE R S，et al.Pro-atherogenic lipid changes and decreased hepatic LDL receptor expression by tocilizumab in rheumatoid arthritis[J]. Atherosclerosis，2013,229（1）:174－181.

[15] VERLAAN L，BOEKESTEIJN R J，OOMEN P W，et al.Biomechanical alterations during sit-to-stand transfer are caused by a synergy between knee osteoarthritis and obesity[J]. Biomed Res Int，2018,2018:3519498.

[16] 仝小林,毕桂芝,李林.肥胖及相关疾病中西医诊疗[M].北京:人民军医出版社,2010:212－217.

第三节　巴雷特食管

一、疾病简介与流行病学

食管下段的鳞状上皮被柱状上皮覆盖,由英国人巴雷特(Barrett)首先报道,因此称巴雷特食管。其可能与反流性食管炎相关,并有发生腺癌的可能。巴雷特食管远端,是公认的食管腺癌前体病变的位置[1-9]。

二、发病机制

尽管有关巴雷特食管与胃食管反流之间的关系已被大多数学者接受,但巴雷特食管确切的发病机制仍不清楚。肥胖患者血清脂肪因子增加与巴雷特食管风险之间存在联系[10-12]。

三、诊断

1. 内窥镜检查

目前,巴雷特食管的"金标准"诊断工具是内窥镜检查。术语"内窥镜检查"在这里是指标准的经口内窥镜检查。然而,经鼻内窥镜的检查也得到了研究,最近被证明是一种准确且耐受性良好的替代方法[13-15]。

2. 活检

建议采用西雅图活检方案,即每 2 cm 进行四象限随机活检,此外还要对肉眼可见的病变进行靶向活检[15]。

3. 组织病理学诊断

巴雷特食管的诊断应根据对内窥镜检查和组织病理学诊断结果进行综合分析[16]。

四、临床用药与防治

目前指南建议采用内镜消融治疗[15-19]。临床治疗药物包括质子泵抑制剂、促动力药(多潘立酮、伊托必利等)、黏膜保护剂以及抗感染药物等。另外,中药可用于辅助治疗。

参考文献

[1] COLEMAN H G,XIE S H,LAGERGREN. The epidemiology of esophageal adenocarcinoma[J]. Gastroenterology,2018,154(2):390 - 405.

[2] THRIFT A P, WHITEMAN D C. The incidence of esophageal adenocarcinoma continues to rise: analysis of period and birth cohort effects on recent trends[J].Ann Oncol,2012,23(12):3155 - 3162.

[3] VAUGHAN T L, FITZGERALD R C. Precision prevention of oesophageal adenocarcinoma[J]. Nat Rev Gastroenterol Hepatol,2015,12(4):243 - 248.

[4] THRIFT A P, EL-SERAG H B. Sex and racial disparity in incidence of esophageal adenocarcinoma: observations and explanations [J]. Clin Gastroenterol Hepatol,2016,14:(3)330 - 332.

[5] RUSTGI A, EL-SERAG H B. Esophageal carcinoma[J]. N Engl Med,2015,372(15):1472 - 1473.

[6] KROEP S, LANSDORP-VOGELAAR I, RUBENSTEIN J H, et al. An

accurate cancer incidence in Barrett's esophagus: a best estimate using published data and modeling[J]. Gastroenterology,2015,149(3):577 - 585.

[7] RUBENSTEIN J H, THRIFT A P. Risk factors and populations at risk: selection of patients for screening for Barrett's oesophagus[J]. Best Pract Res Clin Gastroenterol, 2015,29:(1)41 - 50.

[8] EL-SERAG H B, NAIK A D, DUAN Z, et al. Surveillance endoscopy is associated with improved outcomes of oesophageal adenocarcinoma detected in patients with Barrett's oesophagus[J]. Gut, 2016,65(8):1252 - 1260.

[9] THRIFT A P.Determination of risk for Barrett's esophagus and esophageal adenocarcinoma[J].Curr Opin Gastroenterol, 2016, 32(4): 319 - 24.

[10] GLOBAL BURDEN OF DISEASE CANCER COLLABORATION, FITZMAURICE C, DICKER D, et al. The global burden of cancer 2013 [J]. JAMA Oncol, 2015,1(4):505 - 27.

[11] SUN X, ELSTON R C, BARNHOLTZ-SLOAN J S, et al. Predicting Barrett's esophagus in families: an Esophagus Translational Research Network (BETRNet) model fitting clinical data to a familial paradigm[J]. Cancer Epidemiol Biomarkers Prev, 2016,25(5):727 - 735.

[12] HU Q, SUN T T, HONG J, et al. Proton pump inhibitors do not reduce the risk of esophageal adenocarcinoma in patients with Barrett's esophagus: a systematic review and meta-analysis[J]. PLoS One, 2017,12 (1):e0169691.

[13] COLEMAN H G, XIE S H, LAGERGREN J. The epidemiology of esophageal adenocarcinoma[J]. Gastroenterology, 2018,154(2):390 - 405.

[14] FITZGERALD C,DI PIETRO M, RAGUNATH K, et al. British Society of Gastroenterology guidelines on the diagnosis and management of Barrett's oesophagus[J].Gut, 2014, 63(1): 7 - 42.

[15] NGUYEN D M, RICHARDSON P, EL-SERAG H B. Medications (NSAIDs, stains, proton pump inhibitors and the risk of esophageal adenocarcinoma in patients with Barrett's esophagus [J]. Gastroenterology, 2010,138(7):2260 - 2266.

[16] Huo X, Zhang X, Yu C, et al.Aspirin prevents NF-κB activation and CDX2 expression stimulated by acid and bile salts in oesophageal squamous

cells of patients with Barrett's esophagus[J]. Gut，2018,67(4):606 – 615

[17] SCHNEIDER J L，ZHAO W K，CORLEY D A. Aspirin and nonsteroidal antiinfammatory drug use and the risk of Barrett's esophagus[J]. Dig Dis Sci，2015,60(2):436 – 443.

[18] THRIFT A P，ANDERSON L A，MURRAY L J，et al. Nonsteroidal anti-infammatory drug use is not associated with reduced risk of Barrett's esophagus[J]. Am J Gastroenterol，2016,111(11):1528 – 1535.

[19] SHAHEEN N J，FALK G W，IYER P G，et al. ACG clinical guideline：diagnosis and management of Barrett's esophagus[J]. Am J Gastroenterol，2016,111(11):30 – 50.

第四节　胃食管反流病

一、疾病简介与流行病学

胃食管腔因过度接触胃液而引起的临床胃食管反流症和食管黏膜损伤的疾病称为胃食管反流病(gastroesophageal reflux disease，GERD)。胃十二指肠内容物反流入食管引起反酸、胃灼热等症状，出现食管外表现，如哮喘、慢性咳嗽、特发性肺纤维化、声嘶、咽喉炎和牙蚀症等[1]。

全世界每周胃食管反流病症状总患病率约为 13%，但存在较大的地域差异。南亚和东南欧患病率最高(超过 25%)，最低的是东南亚、加拿大和法国(低于10%)[2]。中国胃食管反流病总体患病率为 7.69%，患病率地域分布总体呈现西高东，男性患病率高于女性[2-3]。

二、发病机制

胃食管反流病的发病机制较复杂，包括食管本身抗反流屏障的破坏，以及食管清除或缓冲反流的能力降低，也有食管外诸多机械因素的功能紊乱；还涉及反流暴露、上皮抵抗和内脏敏感性的变化。食管暴露于有害物质是疾病严重程度的主要决定因素[4-5]。

胃食管反流与肥胖相关，胃液从胃进入食管的运动是由腹部和胸部之间的压力梯度决定的。多项研究表明，肥胖患者的胃内压力更高，而压力与体重指数和腰围相关,腹内压力增加也会增加抗反流屏障的压力,所以肥胖与裂孔疝的高风险相关。少量的体重减轻可以减轻胃食管反流症状,减重的直接作用是降低抗回流屏障的压力梯度和负担,胃食管反流病可影响患者与健康相关的生活质量,并与食管炎、食管狭窄、巴雷特食管和食管腺癌的风险增加相关。肥胖、吸烟和遗传易感性会增加患胃食管反流病的风险[6-7]。

肥胖引起阻塞性睡眠呼吸暂停综合征、骨关节炎、巴雷特食管、胃食管反流病的可能机制参见图 12-1。

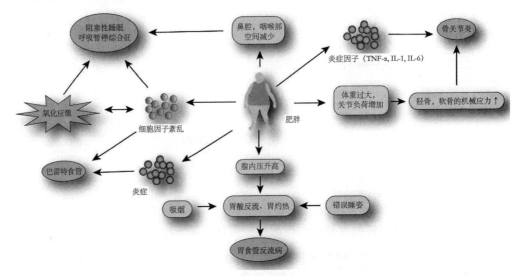

图 12-1 肥胖引起阻塞性睡眠呼吸暂停综合征、骨关节炎、巴雷特食管、胃食管反流病的可能机制

三、诊断

胃食管反流病临床表现复杂且缺乏特异性,必须采用综合诊断技术。胃灼热和反酸是胃食管反流病的典型症状。患者通常报告胸骨后区域有灼烧感,升高到胸部并向颈部、喉咙和偶尔的背部放射。仰卧位和弯腰可能会加剧胃灼热。夜间胃灼热可能导致睡眠困难[8-10]。

四、临床用药与防治

过度肥胖者会增大腹压而促成反流,所以应避免摄入促进反流的高脂肪食物,减轻体重。

如果通过改变生活方式不能改善反流症状者,应开始药物治疗,如 H2 受体阻滞剂、质子泵抑制剂、促动力药和黏膜保护剂等。此外,部分患者亦可行外科抗反流手术和外科手术治疗[8-13]。

中医对胃食管反流病的认识非常之早,基本病机是肝气犯胃,胃失和降,胃气上逆。《素问·至真要大论》云:"少阳之胜,热客于胃……呕酸善饥",将泛酸归为少阳之病,认为其与胃密切相关[14]。如采用疏肝和胃方治疗后,胃脘不适和泛酸、胃灼热、口苦、舌苔腻等症状体征明显好转;胃黏膜充血糜烂明显减轻,故疏肝和胃方对胃食管反流病有较好的疗效[15]。

参考文献

[1] 中华医学会,中华医学会杂志社,中华医学会消化病学分会,等.胃食管反流病基层诊疗指南(2019 年)[J].中华全科医师杂志,2019(7):635-641

[2] Richter J E, Rubenstein J H. Presentation and epidemiology of gastroesophageal reflux disease[J]. Gastroenterology, 2018,154(2):267-276.

[3] 周金池,赵曙光,王新,等.中国部分地区基于社区人群胃食管反流病患病率 Meta 分析[J].胃肠病学和肝病学杂志,2020,29(9):1012-1020.

[4] TACK J, PANDOLFINO J E. Pathophysiology of gastroesophageal reflux disease[J]. Gastroenterology, 2018,154(2):277-288.

[5] MCQUAID K R, LAINE L, FENNERTY M B, et al. Systematic review: the role of bile acids in the pathogenesis of gastro-oesophageal reflux disease and related neoplasia[J]. Aliment Pharmacol Ther, 2011,34:146-615.

[6] WU J C, MUI L M, CHEUNG C M, et al.Obesity is associated with increased transient lower esophageal sphincter relaxation[J]. Gastroenterol, 2007,132:883-889.

[7] MARET-OUDA, MARKAR R,LAGERGREN J. Gastroesophageal reflux disease: A review[J].JAMA, 2020, 324:2536-2547.

[8] GYAWALI C P, KAHRILAS P J, SAVARINO E, et al.Modern diagnosis of GERD: the lyon consensus[J]. Gut, 2018,67(7):1351-1362.

[9] EL-SERAG H B,SWEET S, WINCHESTER C C,et al. Update on the epidemiology of gastro-oesophageal reflux disease: a systematic review[J]. Gut, 2014,63:871-880.

[10] ROMAN S, GYAWALI C P, SAVARINO E, et al.Ambulatory reflux monitoring for diagnosis of gastro-esophageal reflux disease: update of the

Porto consensus and recommendations from an international consensus group[J]. Neurogastroenterol Motil,2017,29:1 - 15.

[11] GYAWALI C P，FASS R. Management of gastroesophageal reflux disease [J]. Gastroenterology，2018,154:302 - 318.

[12] AZIZ Q，FASS R，GYAWALI C P,et al.Functional esophageal disorders [J].Gastroenterology，2016,150:1368 - 1379.

[13] PENAGINI R,SWEIS R,MAURO A，et al.Inconsistency in the diagnosis of functional heartburn: usefulness of prolonged wireless phmonitoring in patients with proton pump inhibitor refractory gastroesophageal reflux disease[J]. Neurogastroenterol Motil,2015,21:265 - 272.

[14] 张靖源,李吉彦,沈会,等.胃食管反流病中医研究进展[J].中医药学报,2021, 49(3):115 - 119.

[15] 邢晓梅,王明利,王凤云.疏肝和胃方治疗肝胃不和型胃食管反流病的疗效观察[J].中国实验方剂学杂志,2008(1):64 - 66.

第五节　糖尿病认知功能障碍

一、疾病简介与治疗病学

（一）疾病简介

糖尿病认知功能障碍（diabetic cognitive dysfunction，DCD）是糖尿病糖脂代谢紊乱导致的神经功能损伤性疾病,表现为注意力不集中,学习记忆能力下降,也将其称为"糖尿病脑病"。表现为推理能力缺失、记忆减退、学习能力下降、注意力不集中、智力减退等症状。糖尿病认知功能障碍是糖尿病的重要并发症之一[1]。

（二）流行病学

据统计,约有 20%的糖尿病患者伴有认知功能障碍,且随着年龄的增加发病率相应升高 40%～60%。糖尿病患者发生轻度认知功能障碍的概率与非糖尿病患者相比增加 1.5 倍,发生痴呆的风险甚至高于正常人 3 倍[2-3]。糖尿病患者较非糖尿病患者发展为阿尔茨海默病（Alzheimer's disease，AD）的风险高 50%～100%，发展为血管性痴呆的风险高 100%～150%[4]。

二、发病机制

目前,本病发病因素众多,与体内血糖水平紊乱、血脂代谢异常、高血压、胰岛素抵抗等多方面相关[5-6]。

1. 血脑屏障损伤

糖尿病患者持续高血糖、高血脂引起的局部和全身并发症等相关的病理变化可损害血脑屏障,导致炎症和白细胞浸润加剧,最终导致糖尿病性认知障碍[7]。

血脑屏障通过调节中枢神经系统与外周系统之间的物质转运,以维持脑部功能,如果血脑屏障在转入与转出方面出现障碍,就会造成认知功能障碍[13-15]。

2. 胰岛素抵抗

糖尿病认知功能障碍与阿尔茨海默病的共同病理基础是脑部均存在胰岛素抵抗。因此,有学者提出胰岛素抵抗是形成散发性阿尔茨海默病的核心[16]。糖尿病是诱导阿尔茨海默病的重要因素,阿尔茨海默病的病理产物又能够促进糖尿病的发展[24]。胰岛素抵抗还会使大脑海马区 Aβ 和 Tau 蛋白大量沉积,造成突触障碍,使得脑组织神经元变异和损伤,进而影响大脑语言和记忆功能,促进糖尿病性认知障碍的发生与发展[16]。

3. 内质网应激和氧化应激

内质网应激抑制剂 4-PBA 可以通过抑制内质网应激诱导的炎症反应与神经元凋亡,保护高糖诱导的原代海马神经元损伤,改善糖尿病认知功能障碍大鼠的学习记忆能力[13,15]。大脑缺氧、炎症等造成学习记忆能力显著下降及认知功能障碍[25]。

4. 糖脂代谢异常

血糖过高不仅是造成糖尿病性认知障碍的直接因素,高糖能够诱导脑内晚期糖基化终末产物(advanced glycation end-product,AGE)的积聚。AGE 具有一定的细胞毒作用,引起脑内微循环障碍、β-淀粉样蛋白(β-amyloid protein,Aβ)的形成与老年斑的积聚,进而造成认知功能障碍[15]。

另外,脂代谢紊乱会增加活性氧产生,影响神经元的氧化应激和能量代谢平衡,增加糖尿病性认知障碍的发展[8,15]。

5. 线粒体功能障碍和神经退行性变

线粒体持续的分裂与融合为神经突触提供源源不断的动力,动力相关蛋白 1(dynamin-related protein 1,Drp1)主要调节线粒体的分裂。高糖会引起 Drp1 明显上调,破坏线粒体分裂与融合的平衡,进而引起线粒体功能紊乱,抑制 Drp1

的表达,可以改善 db/db 小鼠海马线粒体功能紊乱,改善糖尿病认知功能障碍[15]。

6. 炎症反应

糖尿病是一种慢性炎症疾病。神经炎症在糖尿病认知功能障碍中发挥着重要的作用,炎症因子可以诱导神经元损伤,造成认知功能障碍。研究表明,糖尿病认知功能障碍患者血液中肿瘤坏死因子和白介素 6 水平明显升高,这些炎症因子与认知功能障碍存在一定的相关性[20]。外周慢性的炎症反应能够诱导小胶质细胞的激活,致使海马中白介素-1β(IL-1β)、肿瘤坏死因子、白介素 6 的水平明显升高,诱导认知功能障碍。

7. 其他

高糖能够诱导神经元 Ca^{2+} 通道的兴奋性增强,Ca^{2+} 内流可激活磷脂酶,阻断线粒体电子的传递,释放自由基,诱导神经元凋亡。此外,肠道菌群与认知功能障碍之间有着密切的联系,肠道菌群能够通过"肠-脑"轴影响中枢神经系统。肠道菌群是糖尿病与认知功能障碍共同的靶点,为治疗糖尿病认知功能障碍提供了新的思路[21]。

肥胖引起糖尿病认知功能障碍的可能机制参见图 12 - 2。

三、诊断

糖尿病认知功能障碍是糖尿病糖脂代谢紊乱导致的神经功能损伤性疾病,其是糖尿病的重要并发症之一,因此,先对患者进行病史询问,是否有糖尿病史,并进行糖尿病诊断(包括空腹血糖、口服葡萄糖耐量试验 2h 血糖、糖化血红蛋白等检测);然后,结合学习记忆能力和认知功能水平评估,实验室生理生化检测,以及应用脑成像技术,进行综合分析诊断。

四、临床用药与防治

(一)非药物治疗

1. 改变生活方式

加强日常血糖控制和运动,运动能够促进大脑部分区域血管形成,改善脑组织血液循环,改善认知功能[22]。

2. 认知行为训练

按照循证医学的要求对患者积极开展认知功能的对症治疗,包括心理和认知行为(包括记忆能力、空间障碍、逻辑能力障碍、运算能力和日常能力训练等)[22]。

(二)药物治疗

1. 二肽基肽酶-4 抑制剂

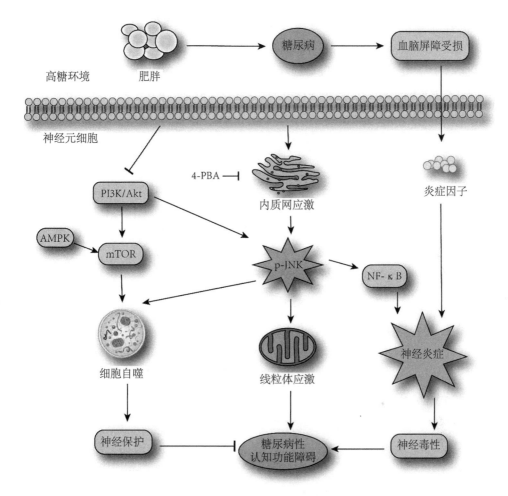

图 12 - 2 肥胖引起糖尿病认知功能障碍的可能机制

二肽基肽酶-4(DPP-4)抑制剂可通过抑制二肽基肽酶活性,是一种抗糖尿病药物,促进胰岛素分泌,下调胰高血糖素的表达,还可以控制糖化血红蛋白(HbA1c)水平、改善大鼠行为学缺陷、抑制 Tau 蛋白过度磷酸化,有效改善认知功能。在人类神经细胞中,DPP-4 抑制剂可防止 β-淀粉样蛋白毒性和 Tau 过度磷酸化,抑制细胞内 ROS 产生。所有这些效应都有助于改善认知缺陷。在患有 2 型糖尿病和轻度认知障碍的老年患者中,DPP-4 抑制剂治疗可以改善血糖控制,防止认知功能恶化[15-31]。

2. GLP-1 受体激动剂

GLP-1 是一种由 30 个氨基酸组成的内源性胰岛素激素,影响食物摄取,促进葡萄糖诱导的胰岛素分泌,并可作为神经肽在大脑中释放。GLP-1受体(GLP-1R)广泛存在于大脑的各个区域,包括下丘脑、丘脑、海马、皮质和脑干核。GLP-1和其他GLP-1类似物可以通过血脑屏障[14]。

GLP-1类药物具有神经保护、神经营养和抗炎作用,在延缓阿尔茨海默病进展方面发挥作用。GLP-1受体激动剂增加了神经前体细胞的增殖,并增加了海马齿状回的神经发生,可以调节胰岛β细胞,降低血糖,还可以降低患者食欲、增加饱腹感,从而减轻体重。此外,其还具有保护神经、提高认知和记忆能力的作用。GLP-1受体激活剂以类似于神经生长因子的方式刺激神经干细胞的分化,因此它可能抑制阿尔茨海默病患者的脑萎缩[15-31]。

3. 胆碱酯酶抑制剂

中枢神经系统胆碱能通路是记忆及认知信息处理、存储中心,增强胆碱能递质系统功能是治疗阿尔茨海默病的重要方法,此类药物是阿尔茨海默病的首选药物[32]。

4. 钠-葡萄糖协同转运蛋白-2抑制剂

钠-葡萄糖协同转运蛋白-2(SGLT-2)抑制剂是一种经肾脏起作用的新型降糖药,具有降糖、减重及改善神经元损伤作用[11]。

(三)中医药防治

中医早有类似糖尿病认知功能障碍的记载,《圣济总录》言:"消渴病日久,致人健忘、怔忡";《兰室秘藏》:"消渴,上齿下齿皆麻,舌根强硬肿痛,四肢痿弱……喜怒而善忘";《普济方·消渴门》则记载"麦门冬丸治消渴心烦闷、健忘怔忡"。依据症状将其归属于"消瘅"或"消渴"合并"健忘""痴呆"范畴,是消渴病的并发症之一,病位在脑,病机为阴虚燥热、毒瘀阻络,证型包括肾虚髓减型、痰浊阻窍型、气滞血瘀型及气阴两虚型。因此,施以益气解毒防治糖尿病性认知障碍[12]。

1. 黄连解毒汤

黄连解毒汤出自《外台秘要·崔氏方》,由黄连、黄芩、黄柏、栀子组成,具有清热解毒之功效。该方剂可以改善2型糖尿病大鼠脑内葡萄糖的摄取和代谢障碍,增加Tau蛋白O-乙酰葡萄糖胺糖基化表达,降低Tau蛋白的磷酸化水平,可有效改善2型糖尿病模型大鼠学习和记忆能力[33]。

2. 涤痰汤

涤痰汤出自《奇效良方》,由南星(姜制)、半夏(汤洗七次)、枳实(麸炒)、茯苓(去皮)、橘红、石菖蒲、人参、竹茹和甘草组成,具有豁痰清热,利气补虚之功效。该方能够改善DCI大鼠学习记忆能力、抗氧化应激能力以及炎症状态[17]。

3. 当归芍药散

当归芍药散出自《金匮要略》,具有活血补血,健脾利湿之功效,现代对于阿尔茨海默病具有一定的治疗效果。该方可以缩短糖尿病小鼠逃避潜伏期,降低血糖水平,抑制其海马组织的炎症反应,既能够缓解糖尿病脑病患者的糖尿病症状,又能帮助其改善认知障碍[18]。

4. 六味地黄汤

六味地黄汤由熟地、山茱萸肉、山药、丹皮、泽泻、茯苓组成,具有滋阴补肾之功效。六味地黄汤被中医作为治疗消渴病的基础方受到广泛应用,可以改善糖尿病动物的血糖、血脂、游离脂肪酸、氧化应激以及记忆和认知能力[19-27,29-31]。

5. 新葛根芩连汤

新葛根芩连汤由葛根、石斛、黄连、黄芩、三七粉、熊胆粉组成,葛根、石斛养阴生津为君药,可养阴生津;黄连、黄芩为臣药,可清热燥湿、泻火解毒,加入熊胆粉清热解毒、活血;三七粉为佐药,可活血化瘀。该方能较好地改善糖尿病患者的脑功能,减轻糖尿病海马区神经元损害[19]。

参考文献

[1] BIESSELS G J,WHITMER R A. Cognitive dysfunction in diabetes:how to implement emerging guidelines[J]. Diabetologia,2020,63(1):3-9.

[2] International Diabetes Federation. IDF Diabetes Atlas, 7th edn[M]. Brussels,Belgium:International Diabetes Federation,2015.

[3] XIU S, LIAO Q, SUN L,et al. Risk factors for cognitive impairment in older people with diabetes:a community-based study[J]. Ther Adv Endocrinol Metab,2019,10:2042018819836640.

[4] MCCRIMMON R J,RYAN C M,FRIER B M. Diabetes and cognitive dysfunction[J].Lancet,2012,379(9833):2291-2299.

[5] SRIKANTH V,SINCLAIR A J, HILL-BRIGGS F,et al.Type 2 diabetes and cognitive dysfunction-towards effective management of both comorbidities[J].Lancet Diabetes Endocrinol, 2020,8(6):535-545.

[6] ZILLIOX L A, CHADRASEKARAN K, KWAN J Y,et al.Diabetes and cognitive impairment[J]. Curr Diab Rep, 2016,16(9):87.

[7] SHALIMOVA A, GRAFF B, GSECKI D,et al.Cognitive dysfunction in type 1 diabetes mellitus[J]. Clin Endocrinol Metab, 2019,104(6):2239-

2249.

[8] ZHAO M，YUAN M M，YUAN L，et al.Chronic folate deficiency induces glucose and lipid metabolism disorders and subsequent cognitive dysfunction in mice[J].PLoS One，2018，13(8)：e0202910.

[9] HUANG S，WANG Y，GAN X，et al. Drp1-mediated mitochondrial abnormalities link to synaptic injury in diabetes model[J]. Diabetes，2015，64(5)：1728 - 1742.

[10] KAWAMURA T，UMEMURA T，HOTTA N. Cognitive impairment in diabetic patients：Can diabetic control prevent cognitive decline[J]? Diabetes Investig，2012，3(5)：413 - 423.

[11] WICI'SKI M，WÓDKIEWICZ E，GÓRSKI K，et al.Perspective of SGLT2 inhibition in treatment of conditions connected to neuronal loss：Focus on Alzheimer's disease and ischemia-related brain injury[J]. Pharmaceuticals (Basel)，2020，13(11)：379.

[12] 袁有才,问莉娜,曹旸,等.糖尿病认知功能障碍的中医病因病机研究进展[J]. 光明中医,2016,31(24):3687 - 3690.

[13] YE T，MENG X，WANG R，et al. Gastrodin alleviates cognitive dysfunction and depressive-like behaviors by inhibiting ER stress and NLRP3 inflammasome activation in db/db mice[J]. Int J Mol Sci,2018,19 (12):3977.

[14] BAE C S，SONG J. The role of glucagon-like peptide 1（GLP1）in type 3 diabetes：GLP-1 controls insulin resistance，neuroinflammation and neurogenesis in the brain[J]. Int J Mol Sci,2017,18(11):2493.

[15] Tumminia A，Vinciguerra F，Parisi M,et al.Type 2 diabetes mellitus and Alzheimer's disease：Role of insulin signalling and therapeutic implications [J]. Int J Mol Sci,2018,19(11):3306.

[16] MA L,WANG J,LI Y. Insulin resistance and cognitive dysfunction[J].Clin Chim Acta,2015(444):18 - 23.

[17] 明淑萍.涤痰汤对糖尿病认知功能障碍大鼠干预作用及其机制的研究[D].武 汉:湖北中医药大学,2018.

[18] 常玉新,张丹丹,韩佳童,等.当归芍药散对糖尿病认知障碍性疾病的研究进展 [J].中医药学报,2021,49(3):96 - 101.

[19] 袁有才,高碧峰,王飞,等.新葛根芩连汤对糖尿病大鼠海马 PI_3K/AKT/ CREBmRNA 表达的影响[J].四川中医,2018,36(10):31 - 33.

[20] SUZUKI M, UMEGAKI H, IEDA S, et al.Factors associated with cognitive impairment in elderly patients with diabetes mellitus[J].Am Geriatr Soc,2006,54(3):558 - 559.

[21] DAULATZAI M A.Cerebral hypoperfusion and glucose hypometabolism: key pathophysiological modulators promote neurodegeneration,cognitive impairment,and Alzheimer's disease[J].Neurosci Res,2017,95(4):943 - 972.

[22] LIAO M H, XIANG Y C, HUANG J Y,et al.The disturbance of hippocampal CaMKII/PKA/PKC phosphorylation in early experimental diabetes mellitus[J].CNS Neurosci Ther,2013,19(5):329 - 336.

[23] SHERWIN E, DINAN T G, CRYAN J F.Recent developments in understanding the role of the gut microbiota in brain health and disease [J].Ann N Y Acad Sci,2018,1420 (1):5 - 25.

[24] BIESSELS G J, STRACHAN M W, VISSEREN F L,et al.Dementia and cognitive decline in type 2 diabetes and prediabetic stages: towards targeted interventions[J].Lancet Diabetes Endocrinol,2014,2(3):246 - 255.

[25] 周莉萍,张效科,王飞.中药防治糖尿病认知功能障碍的实验研究进展[J].中国实验方剂学杂志,2019,25(12):227 - 234.

[26] 翟亚东,孙桂波,吴咏梅,等.糖尿病认知功能障碍的机制及中药干预研究进展[J].中国药理学通报,2018,34(3):303 - 308.

[27] LI Y B, ZHANG W H, LIU H D,et al.Protective effects of Huanglian Wendan Decoction aganist cognitive deficits and neuronal damages in rats with diabetic encephalopathy by inhibiting the release of inflammatory cytokines and repairing insulin signaling pathway in hippocampus[J]. Chin J Nat Med,2016,14(11):813 - 822.

[28] 王昕,袁欣,王川,等.麦门冬饮子对糖尿病模型小鼠认知功能障碍的影响及机制研究[J].中药药理与临床,2021,37(1):28 - 33.

[29] CHENG X, HUANG Y, ZHANG Y,et al.A new formula from the traditional Chinese medicine Liuwei Dihuang decoction, as a promising

therapy for Alzheimer's disease：Pharmacological effects and mechanisms [J]. Adv Pharmacol,2020,87:159－177.

[30] ZHANG Q，ZHANG ZJ，WANG XH，et al. The prescriptions from Shenghui soup enhanced neurite growth and GAP-43 expression level in PC12 cells[J]. BMC Complement Altern Med,2016, 20(16):369.

[31] WOSISKI-KUHN M，ERION J R，Gomez-Sanchez E P，et al. Glucocorticoid receptor activation impairs hippocampal plasticity by sup pressing BDNF expression in obese mice[J].Psychoneuroendocri-nology,2014,42：165－177.

[32] CHO H S，HUANG L K，LEE Y T，et al.Suboptimal baseline serum vitamin B₁₂ Is associated with cognitive decline in people with Alzheimer's disease undergoing cholinesterase inhibitor treatment[J]. Front Neurol，2018,9:325.

[33] GU X R，FANG S Y，REN W，et al. Pharmacodynamics of Huanglian Jiedu decoction in Alzheimer's disease（AD）model rats and effect on improvement of inflammation microenvironment in brain[J]. Zhongguo Zhong Yao Za Zhi,2018,43(14):3006－3011.

第六节 骨质疏松症

一、疾病简介与流行病学

（一）疾病简介

骨质疏松症(osteoporosis)是由于多种原因导致的骨质量和骨密度下降,骨微结构破坏,造成骨脆性增加,从而容易发生骨折的全身性骨病。骨质疏松分为原发性骨质疏松和继发性骨质疏松。其中原发性骨质疏松包括绝经后骨质疏松（Ⅰ型）、老年骨质疏松（Ⅱ型)和特发性骨质疏松,继发性骨质疏松指由任何影响骨代谢疾病或药物及其他明确病因导致的骨质疏松[1-2]。

（二）流行病学

肥胖和骨质疏松症是中老年人群中突出的两种令人担忧的健康疾病,并且受这两种疾病影响的人数正在增加。据估计,全世界有超过 6 亿成年人肥胖,超过

2亿人患有骨质疏松症。由于肥胖而上调或下调的化学信使（例如，肿瘤坏死因子、IL-6、AGE、瘦素）已作为成骨细胞、骨细胞和肌肉的负调节剂以及破骨细胞的正调节剂，这些累加效应最终会增加骨质疏松症和肌肉萎缩的风险。肥胖个体的骨质疏松症和骨折的发生率比正常体重范围内个体更为普遍[1-4]。

二、发病机制

肥胖导致骨质疏松症和肌肉萎缩的风险有多种可能的机制。成骨细胞、破骨细胞和骨细胞是骨骼的主要细胞。成骨细胞是源自成骨细胞祖细胞的非增殖性骨构建细胞，通过分泌类骨质（一种负责骨矿化的物质）帮助形成骨基质。成熟的成骨细胞被称为骨细胞。骨细胞被认为可以重塑其周围空间，协调对机械加载和卸载的反应，并通过血液进行营养/废物交换。破骨细胞起源于巨噬细胞单核细胞谱系，参与骨吸收，最终导致骨量减少。在骨的3种细胞类型中，成骨细胞在骨形成中起最重要的作用。前成骨细胞表达不同类型生长因子、促炎细胞因子和激素的受体，包括骨形态发生蛋白（BMP）、转化生长因子-β（TGF-β）、IL-6、胰岛素/胰岛素样生长因子（I/IGF）等，这些配体与其相应受体的结合诱导了负责成骨细胞分化、成熟和存活的不同类型转录因子激活。肥胖会促进BMP信号减少，肥胖诱导的脂肪细胞分化和体内脂质积累已被证明会降低成骨细胞的分化，成骨细胞减少导致骨形成减少[3-8]。

三、诊断

骨质疏松症常见症状是背痛，多见于胸段和下腰段，X线检查见最明显的骨质疏松部位是胸椎和腰椎。骨计量学检查或定量组织形态学测量能观察到骨代谢及骨量的异常变化。

四、临床用药与防治

（一）生活方式和饮食措施

建议应包括每日800～1200mg的钙摄入量和足够的膳食蛋白质，最好通过乳制品来实现。如果饮食钙摄入量低于800mg/d，则应补充钙，如存在维生素D不足风险，应考虑补充维生素D。应建议定期进行负重运动，根据患者个体的需要和能力进行调整。对于骨折风险较高的个体，应获取跌倒史，并对风险较高的个体采取进一步评估和适当措施[8,9]。但是，如患者伴有肾结石及高尿钙，则应慎用钙剂及维生素D制剂。

(二)药物干预

肥胖会导致骨质疏松症和肌肉萎缩,因此,减重可改善骨质疏松症,其他可用于骨质疏松的药物有:抗抗骨吸收药物,如双膦酸盐类、降钙素类;选择性雌激素受体调节剂(针对女性患者);促进骨形成药物,如甲状旁腺激素;活性维生素D 等[9]。

《素问·痿论》篇云:"肾主肾之骨髓……肾气热,则腰脊不举,骨枯而髓减,发为骨痿"。其发病机制主要为肾虚、脾虚及血瘀。因此治疗主要以补肾益精、健脾益气、活血化瘀为主[10],如左归丸、二仙汤、补正续骨丸等[10]。

参考文献

[1] 王安,梁灵红.老年女性原发性骨质疏松症患者发生骨折的相关影响因素[J].中国妇幼保健,2021,36(11):2621-2623.

[2] 罗湘杭,周若玙.骨质疏松的病因及发病机制研究进展[J].山东大学学报(医学版):1-6.

[3] PAGNOTTI G M,STYNER M,UZER G,et al.Combating osteoporosis and obesity with exercise:leveraging cell mechanosensitivity[J]. Nat Rev Endocrinol,2019,15(6):339-355.

[4] ROY B,CURTIS ME,FEARS LS,et al.Molecular mechanisms of obesity-induced osteoporosis and muscle atrophy[J].Front Physiol,2016,7:439.

[5] YANG T L,SHEN H,LIU A,et al. A road map for understanding molecular and genetic determinants of osteoporosis[J]. Nat Rev Endocrinol,2020,16(2):91-103.

[6] STYNER M,PAGNOTTI G M,MCGRATH C,et al.Exercise decreases marrow adipose tissue through ß-oxidation in obese running mice[J]. J Bone Miner Res,2017,32(8):1692-1702.

[7] CAWTHORN W P,SCHELLER E L. Editorial:Bone marrow adipose tissue:formation,function,and impact on health and disease[J]. Front Endocrinol (Lausanne),2017,8:112.

[8] KANIS J A,COOPER C,RIZZOLI R,et al.Scientific advisory board of the European Society for Clinical and Economic Aspects of Osteoporosis and Osteoarthritis (ESCEO) and the Committees of Scientific Advisors and National Societies of the International Osteoporosis Foundation (IOF).

Executive summary of the European guidance for the diagnosis and management of osteoporosis in postmenopausal women[J]. Calcif Tissue Int,2019,104(3):235 - 238.

[9] CHEN L R，HOU P H，CHEN K H. Nutritional support and physical modalities for people with osteoporosis：current opinion[J]. Nutrients，2019,11(12):2848.

[10] 马涛,张晓刚,赵永利,等.中药干预骨质疏松症细胞自噬的研究进展[J].中国骨质疏松杂志,2021,27(6):932 - 936.